核生化突发事件护理专业培训指导

主　编　吴欣娟　付　卫　马玉芬
副主编　李葆华　郭　娜　曹　晶
　　　　陈　辉
编　者（按姓氏笔画排序）
　　　　马玉芬　马青变　王　钰
　　　　王江山　王晓杰　田　策
　　　　付　卫　朱　晨　朱华栋
　　　　朱丽筠　刘　江　刘　萍
　　　　安然逊　孙湘雨　李　凡
　　　　李树亚　李葆华　吴欣娟
　　　　张　蒙　张鹤立　陈　辉
　　　　郭　娜　陶金喆　曹　晶
　　　　鲁乔丹

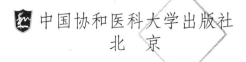

中国协和医科大学出版社
北　京

图书在版编目（CIP）数据

核生化突发事件护理专业培训指导 / 吴欣娟，付卫，马玉芬主编. — 北京：中国协和医科大学出版社，2022.3

ISBN 978-7-5679-1917-4

Ⅰ.①核… Ⅱ.①吴… ②付… ③马… Ⅲ.①核武器–损伤–护理②生物武器–损伤–护理③化学武器–损伤–护理 Ⅳ.①R473②R827

中国版本图书馆CIP数据核字（2022）第028900号

核生化突发事件护理专业培训指导

主 编：吴欣娟 付 卫 马玉芬
责任编辑：刘 婷 沈紫薇
封面设计：许晓晨
责任校对：张 麓
责任印制：张 岱

出版发行：**中国协和医科大学出版社**
（北京市东城区东单三条9号 邮编100730 电话010-65260431）
网 址：www.pumcp.com
经 销：新华书店总店北京发行所
印 刷：北京联兴盛业印刷股份有限公司

开 本：889mm×1194mm 1/32
印 张：7.375
字 数：176千字
版 次：2022年3月第1版
印 次：2022年3月第1次印刷
定 价：48.00元

ISBN 978-7-5679-1917-4

前言

PREFACE

　　核生化突发事件属于特别重大公共卫生事件，一旦发生，影响范围广、播散速度快、受累人员多，所以核生化突发事件的应急医学救援不同于普通灾难事件，需要专业的核生化救援力量。因此，在核生化突发事件中，应急救援人员做好防护工作，同时有效开展救援工作、及时控制和消除危害，是保障公众身体健康与生命安全，维护正常社会秩序的关键。

　　护理人员作为突发公共卫生事件的主要参与人员之一，除制定应对核生化突发事件的规范护理关键技术、流程外，还应注重自身的规范化培训。这些做法均可提高应急救援护理人员的救治能力，保障院前及院内护理救治工作有序开展，高效应对核生化突发事件。

　　本书以核生化突发事件应急医学救援及处置关键技术相关指南为纲领，基于核生化突发事件的场景，在文献检索的基础上，结合该领域权威性较高的三级甲等医院专家的宝贵经验，最终形成了核辐射突发事件损伤护理、生物突发事件损伤护理、化学突发事件损伤护理3篇内容。本书特色：①整体化强、章节清晰，从核、生、化3个方面进行阐述，从院前急救到院内救治，便于临床护理人员学习和查阅。②本书涵盖不同突发事件患者的临床表现及院前、院内诊断和救治原则,语言精练、通俗易懂、关键护理技术重点突出,便于护理人员理解。③文中使用流程图,内容清晰、可读性强。

本书受到了国家重点研发计划的资助(项目编号:2021YFF0307300),其中北京协和医院作为牵头单位与合作研究单位(北京大学第三医院、北京急救中心)密切合作,共同完成了本书的撰写和校稿工作。由衷感谢各位领导对本书的高度重视和支持,感谢众多专家学者提出的宝贵意见,感谢各位编委在本书编写过程中付出的努力!

真诚希望本书能够提高护理人员对核生化突发事件的认知能力、鉴别能力、操作能力及团队协作能力,提高全国核生化突发事件护理救治的工作水平,为护理事业的发展作出贡献!尽管力臻完善,但本书难免存在不妥之处,敬请广大护理同仁批评指正。

编　者

2022年1月27日

目录

CONTENTS

第一篇

核辐射突发事件损伤护理

第一节　核辐射突发事件概述

一、定义

核辐射突发事件是指突然发生的核事故与辐射事故。核事故是指在核电站、核武器等设施发生的链式反应失控，导致放射性核素外泄造成的突发性事件；辐射事故是指医疗、工业、科研等领域的放射性物质或放射源发生泄露、丢失、照射等情况引起的突发事故。

二、事件分类

根据核辐射突发事件侵入人体的途径不同，可分为外污染与内污染、外照射与内照射。

三、辐射类型

辐射是不需要介质参与传递能量的现象，辐射能量从辐射源向外所有方向直线放射，根据性质不同可分为电磁辐射与粒子辐射。核事故中常见的辐射物质有铀、钚、氚、锂等，辐射事故中常见的辐射线有 α 粒子、β 粒子和 γ 射线等。

1. α 粒子　辐射范围短，空气中影响范围约为5cm，易被屏蔽，不能穿透皮肤，不会造成外伤，但摄入可释放 α 粒子的物质可引起人体内部伤害。

2. β 粒子　辐射范围较长，空气中影响范围可达10m，玻璃或铝箔材料可屏蔽大部分 β 粒子，可穿透皮肤表层，造成"晒伤样"皮肤损伤，摄入体内可造成人体内部伤害。

3. γ射线　辐射范围很长，空气中影响范围可达1.5km，很难被屏蔽，一般用足够厚度的铅板、混凝土或钢板进行屏蔽，可穿透整个人体，造成人体表面及体内的伤害，最为危险且致命。

四、辐射剂量与单位

1. 戈瑞（Gray，Gy）　辐射吸收计量的计量单位。

2. 希沃特（Sievert，Sv）　辐射有效计量的计量单位。

3. 年剂量限值　是指1年内接受辐射的外照射剂量与1年内摄入人体放射性核素的剂量总和，不同年龄的人员，年剂量限值不同。院前急救人员年剂量限值为1mSv（毫希），紧急救援时应控制在20mSv以内。

第二节　核辐射突发事件院前急救

一、核辐射突发事件院前急救特点

（一）现场指挥体系

在发生核辐射突发事件时，救援现场需要多部门联合指挥与协调，才能有效地处置好此类救援工作。主要包括属地消防机构、环保监测机构、院前急救机构、公安机关及军方防核生化部队等。

（二）机构职责

1. 消防机构　主要负责核辐射突发现场处置、伤员救援、现场人员洗消工作。

2. 环保监测机构　主要负责核辐射突发事件现场辐射源种

类与剂量分析评估，安全区域设定，环境、人员、车辆及设备的辐射剂量监测，医疗废物、废水监测与回收等工作。

3. 院前急救机构　主要负责现场伤员检伤分类、转运后送往医院等工作。

4. 公安机关　主要负责现场安全管控，反恐应对等工作。

5. 军方防核生化部队　主要负责配合以上各机构完成各类核辐射突发事件的现场处置和救援工作。

（三）核辐射突发事件院前伤情特点

1. 在核辐射突发事件中，以辐射源暴露事件最为常见，此类事件现场伤员一般数量较少，且受照射皮肤组织早期多无严重损伤表现，但后期较为严重，现场不需要特殊处理。如果一次性受照剂量大于4Gy，伤员出现呕吐、腹泻症状提示伤员预后不良。

2. 核爆炸或恐怖袭击"脏弹"事件中，现场伤员除照射损伤外，常多发开放性创伤、热烧伤、冲击伤及复合伤，需要急救人员加强对伤员的气道管理、呼吸循环支持，以及外伤止血、包扎、固定等治疗。

3. 内污染与照射损伤现场伤员多无严重表现，但院前急救人员应加强生命体征的监测与呼吸循环支持。

二、核辐射突发事件院前现场人员安全与防护

（一）外照射与外污染安全与防护

在核辐射突发事件现场，主要以外照射及外污染的形式对人体的皮肤及体内造成损伤。应根据照射途径及辐射源的特点，实施不同的安全防护措施，但都应遵循距离防护、时间防护及屏蔽防护3个原则。

1. **距离防护**　当发生核辐射突发事件时，院前急救人员应与辐射源保持有效的安全距离，达到减少接受辐射剂量，增加人员防护安全的目的。院前急救人员在执行可疑核辐射或不明原因事故时，应在上风口方向保持与事故中心50m以上距离。如果消防或环保监测部门已到现场，应及时对接，获取事故性质、安全区域及伤员数量等信息。若已明确为核辐射突发事件，应在上风口方向保持与事故中心500m以上的安全距离。

2. **时间防护**　在核辐射突发事件现场，院前急救人员接受的辐射剂量随受照射时间的延长而累计增加。在执行院前急救任务的同时，应尽量减少院前急救人员受照射时间，达到减少受照剂量的目的。当剂量值累计达到20mSv时，院前急救人员应撤离事故现场，这称为时间防护。

3. **屏蔽防护**　在现场注意距离防护和时间防护的同时，在辐射源与人体之间设置有效的防护屏障，达到减少受照剂量的目的。院前急救人员需根据消防及环保监测部门的指引，依托掩体、庇护所及具备核防护能力救护车，并选择适当的个人防护装备（personal protection equipment，PPE），PPE一共包括4个等级，从高到低分别为A级、B级、C级和D级（图1-2-1）。

（1）A级：最高级别防护，包括A级气体防护服、个人自给式呼吸器、橡胶手套、防化胶靴等。

（2）B级：第二级防护，包括B级防液体飞溅防护服、个人自给式呼吸器、橡胶手套、防化胶靴等。

（3）C级：院前急救人员最常用的防护，包括C级防护服、过滤式呼吸器（N95口罩、空气过滤面罩）、丁腈手套、橡胶靴。

（4）D级：急救工作服、医用外科口罩或N95口罩、丁腈手套、工作服。

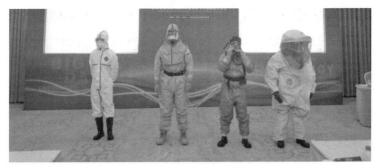

图1-2-1　个人防护装备，从右至左依次为A级、B级、C级和D级

4. 双层防护罩技术　是指院前急救人员在核辐射突发事件现场紧急救治、转运未经洗消而有潜在核生化污染伤员时的一种技术。通过隔离仓等设备对污染伤员进行隔离或包裹防护，形成第一层防护罩；对进入污染区的救护车内的担架车、医疗设备及地板台面进行覆膜或铺设乙烯类薄膜，形成第二层防护罩。转运伤员到达医院后，隔离仓随伤员一同进入医院，救护车完成洗消后再清除第二层防护罩，达到减少救护车污染，保护急救人员及救护车的目的。

（二）内污染与内照射安全防护

在核辐射突发事件中，放射性物质可以通过直接吸入、口腔吞咽及皮肤伤口进入人体内部，导致内污染与内照射。因此院前急救人员在执行救援任务期间，应做好防护进入现场，避免皮肤外露，禁止在工作控制区域内吃、喝、吸烟，以避免摄入放射性物质。

（三）应急照射控制

应急照射控制是指在发生核辐射突发事件时，为了应急行动，在十分必需而又无其他技术措施可供选择的条件下，经事先计划，由有关部门批准，控制少数健康合格的救援人员接受照剂量。院前急救人员的应急照射控制剂量应小于20mSv。院前急救人员进入核辐射突发事件现场时应佩戴个人辐射剂量计。个人辐射剂量计是监测辐射剂量吸收的工具，负责监测个人在现场受到照射的剂量。急救人员还应配备放射线探测器，负责探测急救伤员及随身衣物是否具有放射性，达到减少受照射风险的目的，如果现场没有相关设备，可依托环保监测机构提供监测能力。

三、核辐射突发事件院前人员洗消技术

院前急救人员在核辐射突发事件现场救治伤员时，原则上伤员需在安全区域外由消防人员完成伤员的洗消净化工作，但现场救治伤员是院前急救的核心任务，不能因洗消延误急危重症伤员的抢救转运工作，因此急救人员在现场应权衡利弊。针对未经过现场洗消但需紧急救治转运的伤员可以采取以下流程。

（一）转运前评估

核辐射突发事件伤员由救援人员从现场危险区（热区）转移至安全区（冷区），应注明伤员是否已完成洗消工作，在救护车转运伤员前，须再次通过放射线探测器对伤员及其随身物品进行快速检测、评估，包括放射污染程度及高污染部位。如果存在放射性污染危险，在不影响伤员救治的前提下，可应用隔离舱对伤员进行隔离防护，也可以采用核生化专用消毒巾或海绵对伤员进行快速擦拭消毒，洗消工作应在5分钟内完成，达到减毒的作用。使用过的消毒用品需装入带有辐射警示标识的塑料袋内封存，并标明伤员信息、物品内容、封存地点及时间。

（二）快速洗消方法

1. 洗消急救人员穿着C级防护服，佩戴个人辐射剂量计，

准备消毒巾。

2. 去除伤员身上污染衣物，封存处理，注意伤员保温，防止失温。

3. 洗消顺序为先头部、后躯干、再四肢，先高污染后低污染，注意口、鼻、耳及伤口洗消。

4. 边洗消边检伤分类，边洗消边转运，伤员救治优先于洗消。

5. 洗消完毕可用双层床单对伤员进行包裹保温。

（三）转运交接

救护车离开现场前，检测车体外部放射性物质剂量，如受污染，可进行救护车外部快速洗消后再离开现场。伤员转运途中，监测生命体征，使用放射线探测仪检测洗消后伤员残留辐射剂量，洗消目标为放射性污染物低于现场辐射水平的80%。到达医院前完成伤员洗消记录单，建立绿色通道，做好院前、院内交接工作。

（四）转运后洗消

完成伤员转运任务后，检测并评估急救人员、救护车内外及医疗装备放射性污染情况，到具备核洗消能力（核废水收集衰变池）的洗消站对人员、车辆及装备进行深度洗消，检测合格后完成急救任务。

四、核辐射突发事件院前检伤分类技术

在核辐射突发事件中，放射线照射所引起的事故伤员数量一般较少，但核爆炸事故或恐怖袭击使用的"脏弹"事件往往会引起大规模伤亡，急救人员需要快速完成现场检伤分类，按照伤员危重情况进行快速分级救治及转运。目前国内常用的检

伤分类方法为简明检伤分类法（simple triage and rapid treatment，START），针对核生化事故，在此检伤分类的基础上还应附加核生化危险分类标识，具体介绍如下。

1. 危重伤员　第一优先。伤员有危及生命的严重创伤，但经及时治疗能够获救，应立即标记为红色，优先给予救治、护理及转运。现场先简单处理致命伤、控制大出血、给予呼吸支持等，并尽快送往医院。

2. 重症伤员　第二优先。伤员有严重损伤，但经急救处理后生命体征或伤情暂时稳定，可在现场短暂等候而不危及生命或导致肢体残缺，标记为黄色，给予次优先转运。

3. 轻症伤员　第三优先。伤员可自行行走，无严重损伤，可适当延迟转运和治疗，标记为绿色，并将伤者先引导到轻伤接收站。

4. 死亡或濒死者　第四优先。伤员已死亡或出现无法挽救的致命性创伤造成的濒死状态。如呼吸、心跳已停止，或因头、胸、腹严重外伤而无法实施心肺复苏救治者，标记为黑色，停放在特定区域。

5. 放射污染伤员　伤员受到核辐射污染，在1~4类分级基础上，加注标记为蓝色，需要现场完成洗消后才能进行转运，或急救人员在C级防护条件下进行救治与转运。

6. 化学污染伤员　伤员受到化学毒剂污染，在1~4类分级基础上，加注标记为紫色，需要现场完成洗消后才能进行转运，或急救人员在C级防护条件下进行救治与转运。

7. 生物污染伤员　伤员受到生物毒剂污染，在1~4类分级基础上，加注标记为白色，需要现场完成洗消后才能进行转运，或急救人员在C级防护条件下进行救治与转运。

关于核辐射突发事件院前检伤分类技术的概括性说明见表1-2-1。

表1-2-1　核辐射突发事件院前检伤分类技术说明

颜　色	分　类	说　　明
红色	第一优先	有危及生命的严重创伤，但经及时治疗能够获救
黄色	第二优先	有严重损伤，但经急救处理后生命体征或伤情暂时稳定
绿色	第三优先	可自行行走，无严重损伤，可适当延迟转运和治疗
黑色	第四优先	已死亡或出现无法挽救的致命性创伤造成的濒死状态
蓝色	放射污染	受到核辐射污染，需要现场洗消与防护
紫色	化学污染	受到化学毒剂污染，需要现场洗消与防护
白色	生物污染	受到生物毒剂污染，需要现场洗消与防护

简明检伤分类具体操作介绍如下（图1-2-2）。

1. 第一步：行动检查

（1）行动自如（能走）的伤员为轻伤患者，标记为绿色。

（2）不能行走的伤员进行第二步检查。

2. 第二步：呼吸检查

（1）无呼吸者，标记为黑色。

（2）呼吸频率>30次/分或<10次/分者，为危重患者，标记为红色。

（3）呼吸频率为10~30次/分者，进行第三步检查。

3. 第三步：血液循环检查

（1）桡动脉搏动不能触及，标记为红色。

（2）甲床毛细血管充盈时间≥2秒，脉搏≥120次/分或<50次/分者，为危重患者，标记为红色。

（2）甲床毛细血管充盈时间<2秒，或脉搏在50~120次/分

者，进行第四步检查。

4. 第四步：清醒程度检查

（1）不能回答问题或执行指令者，标记为红色。

（2）能够正确回答问题和执行指令，标记为黄色或绿色。

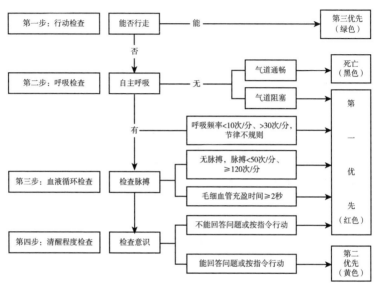

图1-2-2　简明检伤分类法

五、核辐射突发事件院前急救处置流程

在核辐射突发事件中，院前急救人员应随时遵循时间防护、距离防护、屏蔽防护3个原则。热区内伤员经消防部门救援转移至现场温区内进行初步洗消，经环境监测部门检测评估安全后，再转移至冷区（安全区）。急救人员在冷区对伤员进行快速现场评估，如果是多名伤员可先检伤分类再现场救治。急救人员在快速救治伤员时，应对其意识状态、循环、气道、呼吸状态及有无活动性大出血进行初步评估与救治，监测生命体征，

按照检伤分类的优先顺序转运伤员上救护车并送往医院治疗，途中需对伤员进行二次评估及持续评估，监测伤员途中伤情变化及治疗措施是否有效，到达医院完成交接工作后结束急救任务，具体流程见图1-2-3。

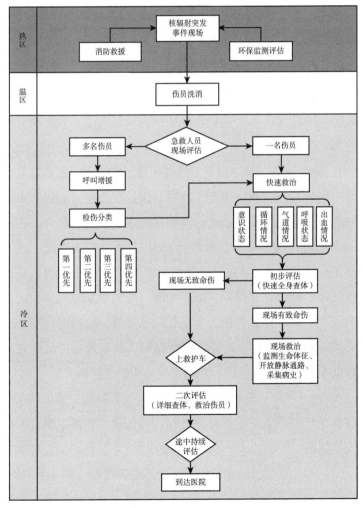

图1-2-3　核辐射突发事件院前急救处置流程

六、外污染及外照射院前急救护理

核辐射突发事件中，发生核爆炸或"脏弹"恐怖袭击时，会导致外污染及外照射损伤。除辐射损伤外，伤员现场多合并开放性创伤、热烧伤、冲击伤、复合伤及气道梗阻等问题，需要急救人员加强对伤员伤情评估、气道管理、呼吸循环支持，以及外伤止血、包扎、固定等护理技术支持。

（一）心肺复苏

当伤员在现场出现呼吸、心搏骤停时，心肺复苏术是院前有效的急救技术之一，包括胸外按压、开放气道、人工通气和电除颤。

1. **胸外按压** 是心肺复苏抢救最重要的技术，在心肺复苏抢救时胸外按压占比应不低于60%，医护配合良好的团队可达到80%。院前护理要点是进行高质量的按压，让伤员仰卧在坚实的平面上；按压频率：每分钟100~120次；按压深度：成人至少5cm，不要超过6cm，儿童为胸廓的1/3；完全回弹：确保每次按压后胸部完全回弹；减少中断，按压中断时间应控制在10秒之内；医护轮换按压，为确保按压质量，交换时间应小于5秒。伤员在担架上移动等特殊情况时，急救人员可骑跨在伤员腹部上方实施按压，尽可能减少按压中断的时间。

2. **开放气道** 急救人员将伤员翻转至仰卧位，采用仰头举颏法开放气道，适用于没有颈椎损伤的伤员。颈椎损伤者首选创伤推颌法。

（1）仰头举颏法：急救人员一手压患者前额，另一手中指、示指置于伤员下颌角与下颌中间的骨性部位，向上抬起，使头部后仰，使下颌骨与地平线成90°。

（2）创伤推颌法：急救人员双手置于伤员头部两侧脸颊位置，拇指压在颧骨上，示指和中指放在下颌角处，用力向上方托举，使舌根上提，开放气道。

3. 人工通气　包括口对口通气、口对面罩通气及呼吸球囊通气，其中呼吸球囊通气是急救人员现场最常使用的通气技术。

急救人员应位于伤员头顶位，一只手用E-C手法开放气道并固定面罩，另一只手挤压气囊进行通气，确保面罩和伤员面部之间的良好密封性。每次通气量400~600ml，通气时间为1秒，可见胸廓起伏为有效通气。胸外按压与人工通气应按照30∶2进行，如果置入了高级气道，则每6秒提供1次人工通气，即10次/分钟。通气期间应给予100%氧气。

4. 电除颤　双向波除颤仪首次120~200J，以后可给予相同能量或更高能量。单相波首次和以后电击能量均为360J。电极板位置为前侧位，即前电极放在右锁骨下方胸骨右侧，侧电极放在左下胸乳头外下方，电极的中心位于腋中线上。除颤放电前，应在电极板上均匀涂抹导电膏，并确认现场所有人员不触碰伤员身体后再实施电除颤。

（二）院前气道管理护理

院前气道管理护理技术是保证伤员气道有效畅通的关键技术，包括初级气道管理和高级气道管理。初级气道管理包括口咽通气、鼻咽通气，高级气道管理包括喉罩置入、气管插管、环甲膜穿刺置管技术等。

1. 口咽通气　适用于伤员意识不清，因舌肌或上呼吸道肌肉松弛引起的气道梗阻，或仰头举颏法等方式开放气道无效的伤员。因该方法刺激咽后壁，会引起强烈不适，故不能应用于有意识的伤员。置入方法如下。

（1）清理伤员口腔内分泌物及异物。

（2）用通气管测量伤员口角到下颌角的距离，选择合适的通气管型号。

（3）口咽通气管倒转（弓背向上）插入口中，通气管顶端触及硬腭后方时，将口咽通气管旋转180°放置于适当位置。

2. 鼻咽通气　适用于不能耐受口咽通气的伤员，可用于有意识伤员。鼻咽通气管是一种柔软的导管，可建立鼻部与咽部之间的有效通气，鼻部有创伤者不宜用此法。置入方法如下。

（1）用通气管比对伤员小指直径，并测量鼻尖到耳垂的距离，选择合适的通气管型号。

（2）采用垂直伤员面部的角度从一侧鼻孔插入导管，经咽底部置入合适位置。

（3）遇到阻力可轻度旋转导管，或更换另一侧鼻孔置入。

3. 喉罩置入　喉罩是将通气导管插入咽喉部，气囊充气后能够在喉部周围形成密封圈，既可以让伤员自主呼吸，也能给予正压通气，是介于气管插管与面罩之间的通气导管。为院前急救复苏中给予伤员紧急通气及气管插管失败时的替代通气措施。置入方法如下。

（1）检查喉罩有无漏气，在喉罩通气罩背面涂抹水性润滑剂，不要涂抹在正面，避免刺激诱发喉痉挛。

（2）急救人员位于伤员头侧，用左手托于伤员枕部并固定，使伤员颈部弯曲，使下颌下移，清醒伤员可给予麻醉药、肌松药诱导。

（3）急救人员右手持喉罩插入口腔，管腔面朝向舌面插入，右手示指与中指推喉罩通气罩与管腔连接处，通过咽部弯曲后直至插入咽喉部。

（4）喉罩插入适当位置后，急救人员左手持管固定，右手示指与中指移出，再轻推喉罩受阻后停止操作。

（5）向通气罩内注入一定量空气后，调整喉罩管腔至伤员正中位置用胶带或固定器进行固定。

（6）喉罩与呼吸球囊或呼吸机连接，给予正压通气支持。

（7）喉罩无防止呕吐及误吸作用，正压通气时易出现消化道反流，转运伤员时应注意观察并及时处理。

4. 环甲膜穿刺置管　主要用于核辐射突发事件中核爆炸致呼吸道烧伤，呼吸道梗阻，或呼吸困难气道插管失败时。是开放气道的院前急救措施之一。置入方法如下。

（1）定位穿刺点：使伤员气道成正中位，沿喉结最突出处向下滑摸，其下1~2cm可触及凹陷，此凹陷即为环甲膜穿刺点。

（2）用碘伏或乙醇进行皮肤消毒，检查环甲膜穿刺针是否通畅。

（3）急救人员左手示指、中指固定环甲膜两侧，右手持环甲膜穿刺针从环甲膜垂直刺入，当针头刺入环甲膜后，即可感到阻力消失（落空感），将穿刺针芯取出。若穿刺针管口有空气排出，伤员可出现咳嗽反射。

（4）用胶带固定穿刺针，防止搬运伤员时脱出。

（5）经穿刺针连接简易呼吸器或呼吸机给予伤员呼吸支持。

（6）从穿刺针进行给药时，必须回抽空气，确定穿刺针在喉腔内才能进行。

（7）痰液黏稠的伤员，考虑给予湿化气道护理治疗。

（三）院前创伤护理

在核辐射突发事件救援任务中，院前急救团队一般由3~4人组成，包括急救医生、护士和急救辅助人员，在整个救治流程中，团队成员间的默契协作十分重要。其流程包括现场评估、快速救治、初步评估、二次评估、途中持续评估。

1. 现场评估

（1）接到指令前往核辐射突发事件现场途中电话了解现场状况，包括事件性质、伤员数量、伤情严重程度、相关协作单位（如武警、消防部门）是否已经到达现场等，并根据了解到的情况尽可能指导现场人员进行自救、互救。

（2）抵达现场后，观望现场环境，明确事件性质，了解大致伤亡人数、伤情种类，并准备好必要的防护措施（口罩、手套、防护服、护目镜、防毒面具等）。选择合适的泊车位置，救护车车头尽量远离事故现场方向停放。

（3）明确警戒线、警戒标志是否备齐，观察现场是否仍有不确定的危险因素（明火、塌方、滚石滑坡、高压电线、燃气燃油泄露、高速行驶的机动车等），并在进入现场前向现场指挥人员或安保人员通报。

（4）根据现场伤员数量、事件性质呼叫增援救护车辆。

2. 快速救治

（1）评估伤员意识状态：按照A、V、P、U标准可将伤员的意识状态分为4个等级。A（awake）——清醒、V（verbal response）——有言语应答、P（painful response）——疼痛刺激有反应、U（unresponsive）——无反应。

（2）评估伤员循环情况：①脉搏，包括颈动脉和桡动脉的搏动，要求同时检查同侧颈动脉和桡动脉的搏动快慢、强度、节律等。②出血情况，伤员可由于大量失血在数分钟至数小时内死亡。应迅速检查伤员全身有无可见的活动性大出血，急救人员应先进行止血（直接止血、间接止血）。③末梢循环，检查伤员甲床或掌心的毛细血管回流时间，明确其末梢循环状态。回流时间延长提示伤员出现休克，或单侧肢体损伤累及同侧动脉血管或有长时间挤压伤。④末梢皮温，末梢皮温降低通常提示伤员局部或全身血液灌注不足。

（3）评估伤员气道情况：核辐射突发事件引起的爆炸或火灾，会导致伤员出现不同程度的气道灼伤梗阻。此外，重度颅脑损伤的伤员会出现喷射性呕吐，导致吸入性气道梗阻。急救人员需根据伤员面部、口鼻烧伤情况，声音有无嘶哑等评估气道是否通畅，并给予相应的气道管理措施。

（4）评估伤员呼吸状态：包括呼吸频率、节律以及双侧的呼吸音是否对称，急救人员需要使用听诊器听诊双侧胸壁的肺尖、肺底共4个听诊区。如出现自主呼吸不能维持，应立即给予吸氧、正压通气等呼吸支持治疗。

3. 初步评估　急救人员抵达现场5分钟内对伤员头颈部、胸部、腹部、骨盆、四肢、背部进行快速全面的身体检查，在短时间内寻找危及生命的伤情，并根据伤情给予相应现场处置。

4. 二次评估　急救人员完成初步评估及救治后，可将伤员转移至救护车或安全区域，再次评估伤员的意识状态、气道、呼吸、循环状态及伤情变化，收集病史，监测生命体征、血氧，测定血糖等。同时完善伤情处置，如包扎、止血、固定、镇静、镇痛以及必要的液体复苏和静脉用药等。

5. 途中持续评估　急救人员转运伤员途中需持续评估伤员

的意识状态、气道、呼吸、循环状态及伤情变化，重点评估伤员生命体征、胸腹部的伤情变化，在到达医院前及时与接收医院联系，通报伤员辐射剂量、是否洗消、受伤机制、生命体征及治疗等情况。

（四）院前抗休克护理

1. 有效控制出血。

2. 将伤员置于平卧体位。

3. 给予高流量吸氧，增加氧合。

4. 开放静脉通路，控制性液体复苏，给予0.9%生理盐水20ml/kg静脉输注，维持伤员血压至正常值。

5. 监测生命体征，持续评估伤员循环末梢灌注情况。

6. 给予伤员保温，防止出现低体温。

（五）院前外照射及烧伤护理

1. 去除外照射或烧伤区域的衣物，并妥善封存。

2. 评估外照射及烧伤面积及深度。

3. 局部洗消，清洁皮肤、保持干燥、短期冷敷。

4. 全身铺盖保温，防止出现低体温。

七、内污染及内照射院前急救护理

核辐射突发事件造成内污染与内照射的急救措施取决于放射性核素的种类，以减少辐射吸收剂量为治疗目的，如大量饮水可稀释促排氚，服用碘片阻止放射性^{131}I吸收，服用螯合剂促排钚核素等。虽然急救人员在院前往往不能明确放射性核素种类，且也难以获得特殊的放射性核素治疗药物，但可以通过催吐、预服碘片等方法救治伤员，同时应加强伤员生命体征监测，对症处理，以及应用安全防护转运伤员的技术。

（一）管路护理

在院前救治伤员过程中，需要给予吸氧、心电监护、血氧血压监测、呼吸机支持、吸痰、静脉输液等治疗。但救治搬运伤员过程中易造成各类管路的弯折、接口脱离及损毁的问题，因此需要急救人员随时对管路进行管理。通常情况下，每搬动伤员一侧，均需对每一条管路进行清点查验，可以采用床单覆盖、包裹等措施减少管路外露或缠绕。

（二）负压隔离舱护理

负压隔离舱主要用于核生化污染伤员转运任务，可保护周围环境不被污染，保护急救人员安全。负压隔离舱组件包括密封舱、排放机、过滤罐、电池组件、氧气适配器、空气流量计等。负压隔离舱工作原理为由排风机产生负压，维持密封舱内负压环境，舱内污染空气经过滤管过滤后转化为清洁空气排出舱外，保护院前急救人员安全。负压隔离舱通过氧气适配器增加舱内氧气供应，提高伤员氧气摄入量。负压隔离舱使用前需检查密封舱的气密性，使用空气流量计检查排放功能是否工作正常，检查过滤罐是否在有效期内及供电电池电量，以保证使用者安全。

（三）呼吸机使用与防控措施

呼吸机是目前院前急救核辐射突发事件危重症患者的最有效生命支持手段，但在救护车医疗舱狭小空间内，使呼吸机与伤员呼吸道密切接触，易出现核辐射污染物浓度蓄积且不易扩散，是一种高暴露风险医疗设备。因此转运核生化污染患者时应注意以下几点。

1. 院前呼吸机需使用带有单向阀的一次性单管路呼吸机管。由于院前使用呼吸机时间较短，建议取消集水瓶和加温湿化器，减少污染环节。

2. 在呼吸机空气进气端和出气端加装过滤器，过滤器需具备有效过滤污染物能力，相当于为呼吸机戴上 N95 口罩。空气进气端加装过滤器保证呼吸机主机和空气压缩机不被污染，出气端加装过滤器使呼吸机管路呼气阀与患者呼吸道之间形成防护屏障，减少呼吸机管路污染风险。使用中不要将呼吸机管路呼气阀口面向急救人员，可朝向下风口方向，减少暴露风险。此外需注意过滤器使用时间，避免因湿化降低防护效果。

3. 使用呼吸机进行机械通气时，建议呼气末正压通气（PEEP）始终保持在 4mmH$_2$O 以上水平，保证呼吸机环路内持续处于正压状态，减少患者呼气时气流逆向污染呼吸机管路风险。

4. 呼吸机使用后需进行辐射剂量评估，必要时给予洗消处理，氧气面罩、吸痰管、吸痰器、一次性储液罐、呼吸机管路等医疗耗材需放入医疗废物包装袋中封存，交与核辐射专业环保部门回收处理。

第三节　核辐射突发事件院内救治流程

基于核辐射突发事件患者院内救治的相关顺序和医疗相关需求，制订了院内救治的相关流程，具体见图 1-3-1。

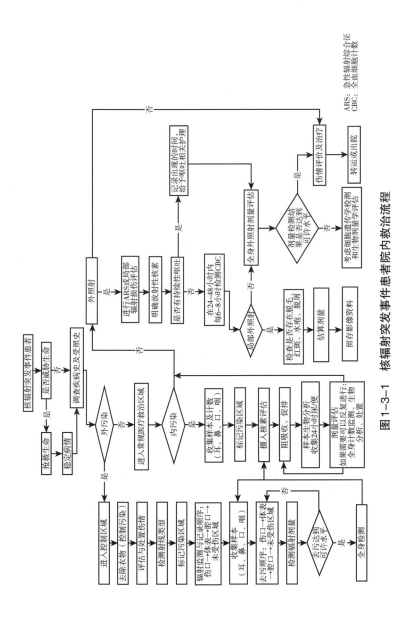

图1-3-1 核辐射突发事件患者院内救治流程

ARS：急性辐射综合征
CBC：全血细胞计数

核辐射突发事件患者由专人转运至医院后，患者的救治和处理分区应明确，以减少对周围人员和环境污染，提高患者救治速度，保证患者生命安全。患者医院内接诊处理区域流程，见图1-3-2。

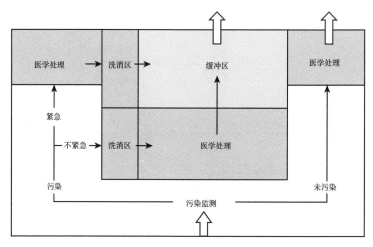

图1-3-2　核辐射突发事件患者医院内接诊处理区域流程

患者在救治过程中，医护人员要正确评估其症状和体征，以保证患者得到正确、及时的救治。

第四节　核辐射突发事件院内救治医务人员防护技术

辐射防护是在对辐射的生物学效应的认识基础上制定和实施适宜的防护标准，以做到不过分限制可能会产生辐射照射的实践。即在利用电离辐射的同时，保护人类及其生活环境免受或少受电离辐射的损害。将剂量保持在阈值以下，以防止确定性效应发生，采取合理措施，以减少随机性效应诱发。

核辐射剂量控制标准如下。

1. 一般情况下，从事应急工作的人员不得接受超过50mSv的有效剂量。

2. 在控制严重事故以及立即而紧迫的补救工作中，工作人员不得接受超过0.1Sv的有效剂量，四肢或皮肤的当量剂量不得超过1Sv。

3. 为抢救生命而采取行动时，应尽一切努力使工作人员接受的有效剂量不超过0.5Sv，四肢或皮肤的当量剂量不得超过5Sv。

4. 在特殊情况下，为执行事故救援或在次生核灾害条件下执行任务，必要时应依据上级领导部门的决定，可按《战时参战人员的核辐射控制量》进行控制。

5. 参加应急任务并有可能受到应急照射的人员，事先应进行必要的培训，并使其了解所涉及的健康危险。

一、辐射监测

（一）外照射个人监测

外照射个人监测是指利用放射工作人员佩戴的剂量计进行监测，以及对其结果的解释。

1. 监测的目的　目的是取得放射工作人员接受的有效剂量和主要受照器官的当量剂量，以证明是否符合审管要求；提供职业照射变化趋势以及有关防护条件的资料，为实现辐射防护最优化服务；提供数据以评估异常照射和事故照射剂量情况；为辐射流行病学研究提供有用资料。

2. 监测的实施　从事放射工作单位的放射防护部门负责本单位个人监测的实施，并须按规定定期向放射防护主管部门报告监测结果和评价报告，发现异常情况应随时按规定报告。放射工作单位必须从经过卫生主管部门认可的部门得到个人监测服务，使用经批准的个人剂量计进行监测，并以此作为法定（记录）剂量计。

3. 监测的类型

（1）常规监测：为确定工作条件是否适合于继续操作，在预定场所按预先规定的时间间隔所进行的监测。常规监测适用于连续性操作，是明确包括个人照射剂量水平和场所辐射情况是否符合要求，同时也是为了满足审管要求。

（2）任务监测：又称操作监测，用于某项特定操作，其作用是为与之相关的管理和决策提供支持数据。

（3）特殊监测：是在异常情况发生或怀疑发生时进行的监测，旨在为阐明问题以及界定未来程序提供详细资料。

4. 监测范围和监测周期　原则上，对所有受到职业照射的工作人员都应进行外照射个人监测。常规监测周期一般为1个月，也可视具体情况延长或缩短，但最长不应超过3个月。任务监测和特殊监测针对所有参加人员，工作结束后立即读数。

5. 个人剂量计选择　测量系统的响应基本不受如温度、湿度、灰尘、风、光、磁场、电源电压波动和频率涨落等因素的影响。测量系统应具有适当的量程及足够高的灵敏度，或足够的最低探测水平。对于监测周期为3个月的常规监测，其最低探测水平应不高于0.1mSv，量程上限应达1Sv；对于特殊及事故监测，量程上限应达0Gy。因能量和角响应引入的不确定度应不大于30%（95%置信度）。在一个监测周期内累积剂量的损失应不大于10%（95%置信度）。剂量计应具有容易识别的标识和编码，足够好的机械强度，且其大小、形状、结构和重量合适，便于佩戴且不影响工作。

6. 剂量计选择

（1）在仅有光子辐射，而且光子能量≥15keV时，宜使用常规光子个人剂量计监测Hp（10）[个人剂量当量Hp（d），d是人体表面指定点下面的深度]。

（2）对于强贯穿辐射和弱贯穿辐射的混合辐射场，弱贯穿辐射的剂量贡献≤10%时，一般可只监测Hp（10）；弱贯穿辐射的剂量贡献>10%时，宜使用能识别两者的鉴别式个人剂量计，或用躯体剂量计和肢端剂量计分别测量Hp（10）、Hp（0.07）。

（3）对于中子和γ射线混合辐射场，当中子剂量与γ剂量的比值不超过10%，可只用光子剂量计测定光子剂量，然后根据光子剂量监测结果和两者粗略比值计算总剂量；当中子剂量与γ剂量的比值超过10%，原则上应使用能分别测量中子剂量和光子剂量的鉴别式个人剂量计（中子剂量测量可使用固体核径迹探测器、反照率剂量计等），分别测定中子和光子的个人剂量当量，然后计算总剂量。

（4）从事可能引起非均匀照射的操作时，工作人员除应佩戴常规个人剂量计外，还应在身体可能受到较大照射的部位佩戴局部剂量计（如头箍剂量计、腕部剂量计、指环剂量计或足踝剂量计等）。例如，在工作人员近距离进行密封源操作时，需要在手指上额外佩戴指环剂量计。

（5）在预期外照射剂量有可能超过剂量限值的情况下（例如，从事有可能发生临界事故的操作或应急操作时），工作人员除应佩戴常规监测个人剂量计外，还应佩戴报警式个人剂量计或事故剂量计。

7. 个人剂量计的佩戴

（1）对于比较均匀的辐射场，当辐射主要来自前方时，个人剂量计应佩戴在人体躯干前方中部位置，一般在左胸前；当辐射主要来自人体背面时，个人剂量计应佩带在背部中间。

（2）对于工作中穿戴铅围裙的场合（如医院放射科），通常应根据佩戴在围裙里面躯干上的个人剂量计估算工作人员接受的实际有效剂量。当受照剂量可能超过调查水平时（如介入放射学操作），则还需在围裙外面衣领上另外佩戴一个个人剂量计，以估算人体未被屏蔽部分的剂量。

（3）对于短期工作和临时进入放射工作场所的人员（包括参观人员和检修人员等），应佩戴直读式个人剂量计，并按规定记录和保存其剂量资料。

（4）当开展质量保证活动而发放质量控制的个人剂量计时，放射工作人员应按要求将其与常规监测的个人剂量计同时佩戴在同一部位。

8. 个人剂量计性能要求　个人剂量计应适应监测对象（辐射类型和辐射场性质）、监测任务和监测环境的要求。其剂量有效量程，对常规监测一般应在0.1mSv至1v，对于任务监测或特殊监测有效量程范围的上限应达到10Sv。Hp（10）的能量范围一般应在20keV至1.5MeV。核反应堆、加速器等能产生

高能 γ 射线或高能 X 射线的工作区域使用的个人剂量计，能量上限应达到 9MeV。对于 Hp（0.07），能量范围应在 10keV 至 1.5MeV。在上述规定的剂量和能量范围内，个人剂量总不确定度应不超过 1.5 倍因子，即在 +50% 和 −33% 误差带内（95% 置信水平）。监测的剂量约为记录水平时，可放宽到 2 倍因子。由能量响应和角响应引入的不确定度应不超过 30%。在中子、光子混合场情况中，如果中子剂量可能超过光子剂量的 10%，还应佩戴中子剂量计或通过合适的场所监测仪器推算中子剂量。

（二）内照射个人监测

内照射监测也称为体内污染监测。

1. 监测的目的和作用　了解放射性核素在体内的滞留量及其动态变化，估算内照射剂量，对危害进行评价；根据防护标准和相应的规定，对受到内污染的人员进行必要的医学处理；监测资料还可为制订和修改防护规定提供依据。

2. 监测的类型

（1）常规监测：是对职业性工作者进行定期的辐射监测，旨在证明工作条件是否符合标准要求，或确认是否发生了异常情况。

（2）操作监测：是与某些操作有关联的监测，旨在提供某一特定操作的数据资料，包括有关潜在污染物的理化特性、可能的摄入途径和摄入时间的信息。

（3）特殊监测：是对实际发生或怀疑发生异常情况进行的监测，旨在提供异常情况的数据资料。

（4）验证性监测：是在工作人员极少可能遇到显著摄入量

场合下进行的监测，目的是证明目前情况是令人满意的。

3. 监测的方法

（1）体外直接测量：体外测量是指在人体外部测量全身或某些器官放射性的一种方法。怀疑体内受到 γ 辐射源污染者，可用全身计数器测量，很快得知体内是否受 γ 辐射源污染及污染程度的数据，而且灵敏度较高。

（2）生物样品分析：在某些场合下，对于不发射 γ 射线或只发射低能量光子的某些放射性核素，排泄物和其他生物样品的监测是唯一测量方式。分析排泄物和其他生物样品可用来检查有哪几种放射性核素进入了体内，在某些情况下，可以用来估算它们在体内的含量。这种分析的优点在于测量时不需要受检者在场，因为样品的分析是在实验室内进行的。但是放射化学分析的操作耗时较长，往往不能及时给出结果，也不可能重新获得另外一个完全相同的样品。由于排泄物分析需要测量极小剂量的放射性核素，因此样品的收集和分析过程中要特别注意避免样品的外来污染。为了评价体内污染，可供分析的样品有尿、粪、呼出气、鼻涕和鼻腔擦拭样品、痰、唾液、汗液等。人体组织（如血和毛发）也可供分析。

（三）工作场所监测

1. 监测的目的和作用　工作场所监测的主要目的有2个，一方面是保证工作场所的辐射水平及放射性污染水平低于预定的要求，为工作人员提供符合防护要求的工作环境；另一方面是能及时发现异常情况并处理，防止超剂量事件发生。此外，在个人剂量监测出现意外情况或无法进行时，也可利用场所监测结果对个人剂量进行大致估计。

2. 监测的分类　按监测对象划分，工作场所监测可分成场所外照射监测、空气污染监测和表面污染监测。每种监测根据其目的和作用，又可分为常规监测、任务监测和特殊监测。

（1）场所外照射监测：进行场所外照射监测的仪器为便携式剂量（率）仪，在需要的场合还应使用带有报警功能的固定式剂量仪。剂量仪有多种类型，应当根据辐射的种类和能量选择合适的仪器。例如，对医用诊断X射线，应采用低能响应好的电离室型剂量仪进行场所监测。剂量仪的测量误差应在 ±20% 以内，并应对超出这个范围的已知误差进行修正。如果误差超过 ±50%，则应认为仪器已不适合预定的用途。

（2）空气污染监测：一般在大量使用非密封放射性材料（比相关年摄入量限值高1000倍以上）的场所，才有可能需要进行空气污染监测，在涉及反应堆事故、"脏弹"爆炸等核辐射突发事件时也必须进行空气污染监测。可在工作场所进行区域监测，以监控工作场所中空气放射性污染的水平，或进行取样监测，估计相关人员的摄入量。对于放射性气体监测，应采用气体监测仪进行监测，这种仪器能连续采集空气样品，其内装有辐射探测器，可直接测量空气中存在的放射性气体。对于放射性气溶胶监测，应采用气载污染仪进行监测，这种仪器通常采用过滤法取样，即通过抽气设备将被监测气体流经恰当选择的过滤材料，再使用适当的探测器测量累积在过滤材料上的放射性物质。

（3）表面污染监测：主要应用于开放型放射源工作场所，但是怀疑密封源可能破损或泄漏时，也应进行表面污染监测。特别在核辐射突发事件中，要对工作人员和伤员进行体表和伤口的污染监测。使用表面污染仪进行表面污染监测，选择正确的核素，给出以 Bq/cm^2 为单位的测量结果。以探测器能作出正常响应的速度，在污染表面上扫描，但要保持一定距离避免接触。在移动中保持探测器与污染表面之间的距离相同（大约 0.5cm），读出表面的读数。

二、个人防护

（一）个人防护装备

为预防或减轻与工作相关的严重疾病或伤害而穿着的衣服和/或设备。将规定的一组单独的PPE元件穿戴在一起，可以防止化学、放射、物理、电气、机械或其他职业危害。主要包括呼吸防护用品、皮肤防护用品，常用的个人防护用品有工作服、工作鞋（靴）、手套、口罩等。①工作服：可用布料、合成纤维及塑料薄膜制成，常用易去污染的涤纶及氯纶纺织物制作工作服。②工作鞋（靴）：结构应简单、接缝少，不带衬里，外表光滑，耐腐蚀，易去污染，容易穿脱。③手套：制作手套的材料应可弯曲，密封性好、耐腐蚀。常用薄乳胶手套和氯丁乳胶橡胶手套。④口罩：应满足的基本要求是过滤效率高，阻力小，无侧漏或侧漏尽量小，有害空间小，无不良气味，对皮肤无刺激等。

1. 分类　依照美国职业安全与健康管理局（OSHA）/环境保护局（EPA）对PPE整体分类系统进行分类，可分为A级、B级、C级、D级4级。

（1）A级：用于存在最大危险暴露潜力时，或需要最高级别的皮肤、呼吸和眼保护时。A级服装和设备示例：包括正压、自给式呼吸器（SCBA）或正压为空气呼吸器提供逃生SCBA，完全封装的化学和蒸汽保护服，内侧和外层防化手套和一次性防护服、手套和靴子。

（2）B级：用于需要最高水平的呼吸保护的情况，以及较低级别的皮肤保护的情况。在大多数废弃的室外危险废物场，环境大气中的蒸气或气体水平没有接近足够的高浓度，以保证A级保护。B级保护设备包括正压、自给式呼吸器或正压为空气呼吸器提供逃生SCBA，内侧和外层防化手套，面罩，戴头罩的耐化学服装，覆盖物和外防化学靴。

（3）C级：用于已知空气物质的浓度和类型，并符合使用空气净化呼吸器的标准时。典型的C级设备包括全脸空气净化呼吸器，内侧和外层防化手套，安全帽，逃生面具和一次性耐化学外靴。

（4）D级：是所需的最低保护级别。用于没有污染物存在或工作操作排除飞溅、浸入或意外吸入或接触危险级别化学品的可能性时。适当的D级防护装备包括手套，覆盖物，安全眼镜，面罩和耐化学性帽子，钢趾靴或鞋子。

2. 院内医务人员个人防护级别推荐　院内医务人员作为受害者到达医院的第一接收者，需要在提供医疗服务之前穿戴适当的PPE来保护自己免受二次污染。穿戴PPE对操作的影响和要求随着使用PPE级别的增高（A级、B级和C级）而增加。穿戴更高级别的PPE会使持续提供医疗护理变得困难，但穿戴和佩戴PPE不应延误护理。需保证提供足够保护的手套但不应降低手的灵活性，鼓励戴双层手套和频繁更换手套，尤其是在与可能未完全洗消的患者一起工作时，将内层手套贴在袖子上有助于更轻松地脱下外层手套，具体推荐防护级别见表1-4-1。

表1-4-1 院内医务人员个人防护级别推荐

紧急类型	响应角色	推荐的个人防护装备	注释、警告和问题
第一接收者：辐射紧急情况下推荐的PPE和实践			
辐射加化学和/或生物危害，即"综合危害"事件	为受污染的患者提供护理的第一批接收者	• 在对事件危害进行充分评估之前，应指导第一批接收者穿戴PPE套装以防止预期危害 • 在完成危害特征描述之前，第一批接收者可能需要穿戴比平时级别更高的PPE • 确定危害存在后，应指示第一批接收者穿戴PPE套装	• 大多数医院通常不提供更高级别的PPE套装
高污染风险的纯辐射事件（非辐射危害已被排除）：如辐射扩散装置	为更可能受到外部污染的第一批接收者，即在预检分类（分类）和净化区域工作的医疗保健提供者	• C级PPE通常提供足够水平的呼吸和皮肤保护 • 在确认D级PPE可提供足够的保护之前，应穿戴C级PPE	• 推荐的呼吸PPE包括带有P-100或高效微粒空气（HEPA）过滤器的全面罩式空气净化呼吸器 • 其他呼吸防护设备（如简单的外科口罩、N95呼吸器），不合身测试的呼吸器或临时呼吸保护装置不能提供适当或充分的呼吸保护；安全专业人员进行的环境测试和危害评估可以帮助识别危害和风险级别，并直接选择适当的PPE • 铅围裙很笨重，不能防止高能、高穿透性电离辐射

续表

第一接收者：辐射紧急情况下推荐的PPE和实践

紧急类型	响应角色	推荐的个人防护装备	注释、警告和问题
高污染风险的纯辐射事件（非辐射危害已被排除），如辐射扩散装置	为不太可能受到外污染的受害者提供护理的第一批接收者，即在医院净化后区域工作的医疗保健提供者	• D级PPE可以为在医院净化后区域工作的第一批接收者提供足够的呼吸和皮肤保护，包括为可能尚未净化的人提供护理（如自我转诊或乘坐交通工具到达的患者，其四肢有可能受伤，或生命受到威胁） • D级PPE还可以保护皮肤和个人衣物免受可能被污染的血液和体液（尿液、粪便、伤口引流液等）飞溅的影响	• 患者的去污工作以病情稳定为前提 • 在处理辐射问题之前执行挽救生命和肢体的任务
	为疑似或确诊内污染的受害者提供护理的第一批接收者，即在医院净化后区域工作的医疗保健提供者	• D级PPE相当于医疗设施中佩戴的标准预防PPE，以防止生物危害从患者传播给提供者 • D级PPE可以保护皮肤和个人衣物免受血液和体液（尿液、粪便、伤口引流液等）导致的污染 • D级PPE相当于医疗设施中佩戴的标准预防PPE，以防止生物危害从患者传播给提供者	• 医院辐射管理安全官员或健康物理学家将定期监测工作区域和患者血液、体液是否存在放射性污染，以及辐射水平是否升高
具有高暴露风险的仅辐射事件（非辐射暴露危害已被排除），如放射暴露装置	在医院所有区域为受害者提供护理的第一批接收者	• 医护人员在护理辐射暴露患者时应使用D级（标准预防措施）PPE	• 暴露于辐射但未被放射性物质污染的患者不会对医疗保健提供者构成暴露威胁

3.穿戴个人防护装备的方法

（1）穿衣顺序：鞋套→裤子→防护服→用带子绑住防护服开口→在防护服外加标签→手术帽和口罩→内层手套→密闭的手套和有带子的防护服袖→个人剂量计→外层手套。

（2）脱衣顺序：去除防护服带子→外层手套→解除内层手套的带子→个人剂量计→防护服→脱裤子至膝盖下→坐在放在边界线清洁侧处的椅子上→脱下裤子→防溅物→口罩→鞋的遮盖物→内层手套→进行放射检查。

（二）甲状腺防护

应急处置情况下可早期服用稳定性碘片，预防放射性^{131}I沉积在甲状腺导致内照射，应掌握服药时机、剂量、注意事项，但不可替代其他呼吸系统防护措施。

三、安全操作规程

从事开放型放射工作必须遵守安全操作规程，其基本内容包括事先拟定详细工作程序，检查仪器设备是否正常，个人防护用品是否齐全、有效，对难度大或新项目的操作应先进行训练和演习，从事放射性物质的开瓶分装、煮沸、烘干、蒸发等操作，以及产生放射性气体或气溶胶的操作，必须在手套箱或通风柜内进行，为了对眼和面部进行防护，在操作β辐射源时，应用有机玻璃防护屏、戴有机玻璃眼镜或面罩；操作γ辐射源时，可用铅、钢铁或混凝土等作为屏蔽防护，对工作场所和用具应采用湿式清扫等。

第五节　核辐射突发事件外污染损伤

一、概述

外污染是指当放射性物质沉积在皮肤、头发、眼或其他外部结构上产生的污染。通过脱去被污染的衣服和/或完全洗掉污染的材料，外部污染可清除。

二、外污染监测程序

（一）外污染监测流程

在核辐射突发事件中，任何伤口都必须被认为是受污染的，并且应在对腔口和完整皮肤进行净化之前进行处理。先嘱患者脱掉外衣，监测患者剂量（辐射防护人员监测），收集排泄物（尿和粪便）全样，并贴上标签和登记采样时间。对于局部污染，先用棉花擦拭局部污染部位，如皮肤、鼻孔、耳道、伤口等。注意要将未污染的部位用塑料布盖好，并用胶条粘上塑料布的边缘，用肥皂水或洗涤剂清洗污染部位，然后用吸水纸将处理后的污染表面吸干，征得患者同意，可剪掉患者的长发和指甲。

如果全身污染仍很严重，则需要冲洗，从伤口开始，按照污染程度由轻到重的顺序，用清水浸湿→肥皂水擦洗→清水冲洗的顺序，同时监测放射性的变化。注意保护创面，以免内污染，同时避免皮肤擦伤。

个人物品处理：①收集患者所有个人物品，每人使用一个可密封的塑料袋，并密封好。②对物品进行标记，包括姓名、性别、患者编码、收集时间、收集地点等重要信息，并在密封袋外粘贴辐射警告标志、条形码（如电子伤票信息）。③将个人物品袋送往辐射防护人员（RSO）指定的安全地点保存，由RSO人员交予环保部门进行处理。

（二）外污染管理流程

为进一步控制患者受到的核辐射剂量，应首先对患者的外污染进行监测，监测流程见图1-5-1。在监测的同时，根据核辐射突发事件损伤患者的管理流程进行管理。

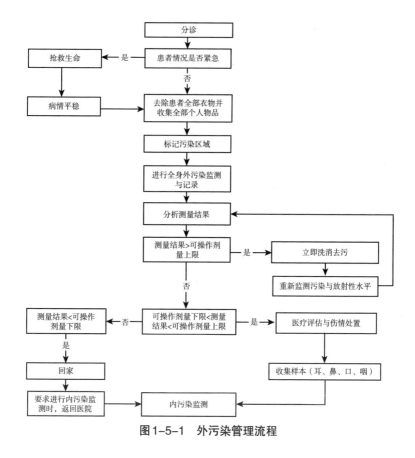

图1-5-1　外污染管理流程

（三）放射性污染体表检测技术

对患者的放射性污染体表进行检测，常规采用门式检测仪器，适用于可走动患者，可进行全身监测，也可以使用手持检测仪器，对患者进行近距离、全身的详细检测。

患者辐射剂量测量是指（辐射防护人员监测）对患者的物理测量，包括甲状腺放射剂量监测、全身计数测量、γ 照相测量、血和排泄物分析。测量时，尽量减少仪器探头与皮肤之间的距离，并保持固定，以减少测量误差。

1. 检测仪器及操作要点　全身扫描时测量仪探头距离身体约 1cm，以 3~5cm/s 的速度缓慢移动到需要监测的区域，不要接触任何可能受到污染的表面。在最有可能被污染和被识别为受污染的区域停留探测约十几秒。常用的测量仪器为盖格－穆勒（Geiger–Mueller，GM）计数器。

（1）盖格－穆勒计数器使用流程

1）仪器准备

• 将检测仪放置在远离检测人员的地方。

• 将电池按正确的方向（向上/向下）放入仪表中。

• 找到并打开电池开关。

• 关闭并锁好电磁盒。

• 使用"量程"开关或"电池棒"按钮检查电池，方法取决于仪器的类型。如果电表指针可以移动到刻度上标有电池的区域，表示电池完好。

• 将"F/S"开关转到"S"（缓慢）。

• 把"音频"开关转到"ON"。

2）测量周围环境放射剂量

• 检查"F/S"开关是否指向"S"（缓慢）。

- 将量程开关移动到最敏感的位置。

- 如果有探头盖，则取下探头盖。

- 测量60秒的环境辐射量：记下读数。由于环境辐射量会随时间而变化，最好进行多次计数，并取其平均值。

- 预期读数为40~100cpm或读数约为0.02mR/hr，或0.2Sv/hr。

- 记录环境辐射剂量。

3）开始检测

- 让患者站在一个干净的垫子上。

- 指导患者站直，双足微微张开，双臂伸直，手掌向上，手指伸直。

- 将"F/S"开关转到"F"（快速）。

- 将仪器选择开关调节到仪器最灵敏的范围。

- 将探头放在距离人体皮肤1.2~2.5cm的地方，从头到足，从各个方向系统、全面地检查整个身体。

- 检测双手和手臂，然后双手和手臂翻过来重复检测。

- 从头顶开始，扫描全身，仔细检测前额、鼻子、嘴、颈线、躯干、膝盖和足踝。

- 让患者转过身，在身体的背面重复测量。

- 检测足底。

- 缓慢移动探针（一般为3~5cm/s）。

- 不要让探头触碰任何可能受到污染的表面。

- 尽量保持一个相同的距离。

- 检测过程中，需要特别注意手部、面部和足部。

- 请注意，一些仪器不能检测到α辐射和一些低能量的β辐射。因为α辐射不具有穿透性，它甚至不能通过一层薄薄的水、血液、污垢、衣服或通过探头的覆盖物。

• 计数率或暴露率高于环境辐射计数表明存在辐射。

• 找到指针产生最多点击的点位（将"F/S"开关转到"S"，在这个位置读取读数。在继续调查之前，须将其重置为"F"）。

• 必要时，可通过移动量程，选择开关来调整仪表量程。

• 记录时间和辐射测量情况。

4）操作结束流程

• 关掉仪器。

• 更换仪表探头上的盖。

• 取出电池。

• 将计数器放回盒子里。

5）操作常见错误问题

• 探测器距离检测物体过远。探头应在2.5~5.0cm处进行快速检测，而在1.2cm处进行详细检测。

• 移动探头过快。适当的速度为快速检测时5~10cm/s，详细检测时2.5~5.0cm/s。

• 避免污染探头。应观察探头检测结果，并与初始检测结果进行比较。

• 用保鲜膜包裹探头可防止表面污染。

（2）体表检测操作要点：被检测的个体张开双臂站立，手掌向前。应遵循一致的程序，以确保可以检测到身体以下区域：头部、面部的顶部和两侧（在嘴和鼻部停留约5秒；高读数可能表示内污染）；颈部和肩部前部（手掌停留约5秒），向外后退；对手臂重复操作；从肩膀往下工作，在足部暂停约5秒，足底和足背；头后部；颈部和肩膀的背部；一只手臂的背部（肘部暂停），背部内侧；躯干的一侧；对侧手臂和躯干另一侧重复测量；从肩膀向下工作；一条腿的背部，检测鞋底（暂停大约几秒），回到足和腿的外侧；对另一侧腿和足重复。

盖格–穆勒计数器的探头应距离表面约1.3cm，以每秒2.5~5.0cm的速度移动。在身体图表上记录每分钟读数（CPM），并由核医学和放射治疗技术人员或其他熟悉使用放射检测仪器的人员比较净化污染前后的辐射调查结果。目标是<2倍的环境辐射读数。

对于有开放性伤口或不能站立的患者，其检测应首先从伤口开始，再根据如上检测顺序依次检测。

2. 个人辐射监测仪器 对于救治核辐射突发事件损伤患者的医护人员，应全程佩戴个人剂量计，这是进入可能含有辐射的环境的人佩戴的小型辐射监测设备。使用对象包括在可能含有辐射的非紧急环境中的医疗保健或实验室工作人员，如放射科、核医学和放射肿瘤科工作人员；在可能含有辐射的环境中紧急工作的工人（如第一响应者和第一接收者）；在使用辐射的工业环境中工作的工人（如核电站工人或辐射灭菌设施的雇员）。

扁平型个人剂量计通常佩戴在躯干、衣领或胸部，但也可以佩戴在腰带或前臂上。当手指受到的剂量可能超过身体其他部位的剂量时，可以将环形徽章佩戴在手指上。

对于在个人防护设备的外层佩戴防水个人剂量计者，要求其能看到和听到剂量计警报，因此佩戴者可以在防水外套里面佩戴个人剂量计。

3. 标记 根据仪器检测结果，在对应污染部位用防水记号笔在皮肤上做好标记，以便后续洗消处理，并填写个人核辐射突发事件辐射情况表。

　　4. 记录　在人体图表上记录每次测量（初始和洗消过程中）结果，并在每次洗消后更新结果，可记录在新的人体图表上，见图1-5-2，污染评估表使用指导；收集排泄物（尿和粪便）全样，并贴上标签和登记采样时间。

姓名 ＿＿＿＿＿＿＿＿

身份识别号 ＿＿＿＿＿＿＿＿

日期 ＿＿＿＿＿＿＿＿

时间 ＿＿＿＿＿＿＿＿

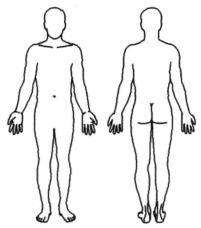

图1-5-2　记录辐射测量结果的人体图

三、去除放射性污染衣物技术

（一）确保患者病情稳定

　　患者去污染时应首先保证患者病情稳定。若患者生命体征稳定，可进行后续去除核污染等相关工作；若患者生命体征不稳定，需要停止去污染等相关流程，进行抢救或紧急治疗，保证患者治疗工作顺利进行。医护人员在抢救过程中应注意防护。

（二）去除衣物

一旦患者病情稳定，应立即去除衣物。在没有获得任何信息的情况下，急诊护士应假定患者已被污染，并酌情穿戴呼吸防护和个人防护装备。如怀疑有污染，应尽快脱掉患者的衣服和鞋子，可显著减少放射性物质的剂量，以不危及患者生命为前提。去除衣物和用肥皂在温水中冲洗可以有效去除高达90%的放射性污染。

工作人员与患者均应佩戴防溅面罩（如果患者不能接受，也可以使用防护面罩）。在远离患者气道方向上剪开患者衣物，禁止撕扯衣物，将衣物向外翻卷，用一个原木滚动的程序来脱掉衣物，将沾有污染物一面的衣服卷在里面，远离患者皮肤，去除顺序是从头到足。

可以在床上铺多层床单，最上边一层的床单或塑料膜形成一个干净的平面，患者可以在上面滚动。使患者侧躺至左右两边并将床单折在衣服下，然后将床单从头向足逐步卷好从床上移出。一旦床单被移除，就可以对背部进行快速的放射学检测，以寻找任何明显的污染区域。注意，应把衣物装起来，送去取样，这是放射性检测的样本。

四、去污染技术

1. **去污染重要性** 防止进入体内造成体内污染、防止损伤皮肤、避免扩大污染。

2. **去污染原则** 尽早实施、尽可能清除、采用合理方法。

3. **去污染优先顺序** 首先对伤口进行去污染，其次是面部周围的体孔，最后是完整皮肤。

4. **去污染要求** 需将污染水平降低到下列水平即可。

（1）β＋γ污染水平<4Bq/cm^2。

（2）α污染<0.4Bq/cm^2（或<1000衰变数/米）。

（3）γ射线降至本底值的2倍。

5. **消除放射性污染**　原则是尽早去污，并按不同污染程度，由低到高消除污染。污染水平不同的物品也应分开处理，以防交叉污染。选择去污染方法时需考虑污染程度和特点等，但其可受多种因素影响，如核素种类、污染物类型及理化特性、表面状况、污染程序及污染时间等。去污方法及去污剂的种类多样，选择合适的去污剂并合理操作，可取得良好效果。常用的去污方法有3种，一是机械去污法，即利用机械力去污，如用水冲洗、擦洗、刷洗等；二是物理去污法，主要采用表面活性剂（如肥皂及合成洗涤剂）去污，或用蒸汽、超声波等清洗；三是化学去污法，采用的洗消剂多为酸、碱、氧化剂、还原剂、络合剂等，这是3种方法中效果较好的。

消除放射性污染时应根据不同的物体表面及污染物选用不同的去污方法和去污剂。衣服类可用肥皂、洗衣粉、3%柠檬酸或草酸；金属器具可用肥皂、洗涤剂、柠檬酸、稀硝酸、稀盐酸或硫酸；油漆可用温水、蒸汽、洗涤剂、3%柠檬酸或草酸液、10%磷酸钠或稀盐酸、有机溶剂或氢氧化钠（钾）溶液；玻璃和瓷制品可用肥皂、洗涤剂、盐酸、柠檬酸及酪酸混合液；塑料及瓷砖可用3%柠檬酸、10%盐酸、磷酸钠或依地酸（EDTA）溶液等；木器一般采用刨去表面的方法去除污染。

6. **伤口去污染技术**　首先估计外伤的严重性，再估计污染的程度，因放射性物质从伤口可转移至血液及淋巴结，因此经伤口吸收及扩散更容易。

（1）操作要点：伤口去污染前，应使用贴膜保护伤口周围皮肤，防止污染蔓延到未受污染的地区，去污应以伤口为中心，由内向外进行清洗；使用婴儿擦拭剂（擦拭时远离伤口）对紧邻伤口的完整皮肤进行迅速消毒从而尽量减少可能转移到伤口的污染，并确保该污染区域的辐射计数不会与伤口的实际计数相混淆；尽快使用蒸馏水或生理盐水冲洗伤口，对于稀土元素、钚或超钚元素污染的伤口，应用弱酸性（pH为3~5）的喷替酸（Ca–DTPA）溶液冲洗；冲洗液应该直接进入一个特定的容器或吸收剂垫来进行收集。

对于撕裂伤则应在2%利多卡因局部麻醉下进行伤口清创，其目的为清除污染物和异物；擦破伤结痂时，残留放射性核素可能留在痂皮内；对刺破伤位于深部的污染物，要进行多维探测定位以便取出；受污染的烧伤（化学烧伤、热烧伤）同烧伤处理，污染物会随着烧焦的焦痂脱落，但敷料和床单可能会被污染，护理人员应妥善处理；在缝合或其他治疗之前，应尽可能彻底地对伤口周围区域进行消毒。伤口必须用防水材料覆盖，然后用无菌水在中等急流压力下冲洗。

伤口清洗采用调查—冲洗—调查法，每次清洗前后都要对伤口进行调查，以确定放射性物质含量，以及冲洗是否成功。

每次检查时，治疗巾、纱布垫和任何其他用品都必须拿掉，一旦放射检查发现没有辐射或冲洗后的读数没有进一步下降，则伤口已成功清除污染；如果污染水平仍然很高，则应考虑对伤口进行轻度清创，在获得专家建议之前，不应切除重要组织，应保留清创或切除的组织进行专门测试。碎片等可见异物可以用镊子去除。

（2）注意事项

1）当伤口受到污染时，医护人员必须假设辐射已经进入人体或血液，了解放射性核素将有助于确定哪个靶器官可能受到影响，尽快咨询核辐射相关专家，并采取措施防止或最大限度地减少放射性物质被人体细胞或组织吸收十分重要。

2）对污染创伤部位进行污染测量或做采样测量，以确定污染的水平和污染放射性核素的种类，γ辐射很容易检测到，而β辐射可能更难检测，如果没有专门的伤口探针，可能无法检测到α辐射。

3）冲洗的目的是去除大部分的污染，所以动作要轻柔，以防止飞溅和潜在的扩散污染。

4）对一切清除的组织、纱布和初期冲洗液都应保存在预先安排的位置并标明"放射性废物"，以便以后收集和处置，以及重复进行污染调查，或并评价去污的有效性。

5）清创手术除遵循一般外科手术原则外，还应遵循放射性污染手术的处理规程，每进一刀就更换一次刀片，并测量伤口污染程度，避免因手术器械导致污染扩散。

6）严重伤口污染时应留取尿样分析放射性核素或做整体测量。

7）伤口在闭合前仍需要冲洗，以控制感染。

7. 体表腔口去污染技术　需要特别注意受污染的腔口，如嘴、鼻和眼，因为这些区域吸收放射性物质的速度比通过皮肤吸收快得多。腔口的脱污染是一个挑战，因为能采用的方法十分有限。很多时候，鼻孔可以通过让患者吹鼻子来净化，在冲洗鼻孔之前，应考虑到冲洗可能会导致更多放射性物质通过口咽进入人体的风险。常规冲洗眼的方法应注意确保冲洗液远离鼻、嘴和耳。

（1）眼去污：眼污染分为3种情况，即外部（如眼睑或眼周）污染、眼内污染或内外均有污染。应按顺序进行清洗，清洗时嘱患者闭眼。首先用洗眼器清洗外部污染，若冲洗后仍处于污染水平，再次使用洗眼器，用大量无菌生理盐水冲洗双眼，或翻开眼睑，轻轻用水冲洗；为避免鼻泪腺污染，应从内眦到外眦冲洗，同时避免污染鼻泪管；还应注意不要让流出物积聚在耳朵中；冲洗后测量冲洗液的放射性活度，评价去污效果；按RSO要求，收集、贮存、标记和处理污染的冲洗液；有异物时，可用0.5%的丁卡因或1%利多卡因滴眼液滴双眼，待麻醉后用棉签移除异物。

（2）耳部去污：全身洗消后，用水进行耳部的外部清洗，再用棉签伸入耳道，旋转擦净异物，清除耵聍，再用洗耳器清洗耳道，注意不要损伤鼓膜，如果鼓膜完好无损，可以使用耳部注射器冲洗耳道；测量冲洗液的放射性活度，评价去污效果。

（3）鼻腔去污：用棉签擦拭去除污染物，剪去鼻毛，必要时，用清水或生理盐水清洗（不要冲洗鼻腔，因为可能会使污染进一步进入体内），或向鼻咽部喷洒血管收缩药；擤鼻可以减少鼻腔污染；测量清洗液的放射性活度，评价去污效果；按RSO要求，收集、贮存、标记和处理污染的清洗液。

（4）口腔去污：用3%柠檬酸反复清洗口腔，或用水含漱，不要吞咽；咽部有污染时，用3%过氧化氢溶液反复漱口；测量漱口液的放射性活度，评价去污效果；收集、贮存、标记和处理污染的漱口液。

8. 体表去污染技术

（1）局部皮肤洗消

1）操作要点：使用记号笔标记污染区域，用棉花擦拭局部污染部位，再用塑料单将非污染部位覆盖，并用胶布把边缘贴牢，然后浸湿污染部位，用软毛刷、软海绵或无菌纱布等蘸中性肥皂液等洗涤剂轻轻擦洗2~3遍，最后用清水冲洗并用吸水纸将处理后的污染表面吸干。初步去污后，对残留的放射性核素应采用不同的专用去污剂，必要时，可使用弹力粘膏粘贴2~3小时，揭去粘膏后再用水清洗，必要时重复操作。征得患者同意的情况下，可剪掉其长发、指甲、腋毛。

2）注意事项：①宜用温水（约40℃），不要用热水，以免因充血而增加皮肤对污染物的吸收，也不要用冷水，以免皮肤因毛孔收缩而将放射性污物陷在毛孔里面。②每次处置的时间不超过3分钟，去污次数不宜过多，以不超过3次为宜，动作轻柔以免损伤皮肤。③洗涤应遵循以下顺序：先轻污染部位后重污染部位，从身体上面到下面，特别注意皮肤褶皱和腔隙部分的清洗，其目标是尽量减少污染的面积，而不是向外扩散。④如果要用大量的液体进行冲洗，应将覆盖过受污染区域的纱布垫、软海绵、冲洗液收集至一个指定容器，贴上"放射性废物"标签。

（2）全身洗消

1）大规模人群去污染设备：通常是临时的或包含淋浴设施的建筑或封闭设施，设备通常可以在几分钟内安装起来，每小时最高可以净化100人。该设备包括3个部分，分别是脱衣区、温水淋浴区和重新浴衣区。在使用这些设施之前，应按比例将洗涤剂与水混合，但也可以使用清水，给予患者擦拭、冲洗等，对患者应进行全身洗消。

2）去污操作要点：如果患者被评估为放射性污染，但生命体征稳定，则必须立刻进行去污。用浸湿的毛巾、海绵等擦拭，从伤口开始，按照污染程度由轻到重的顺序，用清水浸湿→肥皂水擦洗→清水冲洗的顺序，同时配制常用或专用去污剂擦洗，最后再淋浴。对患者进行反复浸湿—擦洗—冲洗（清洁3~4分钟，冲洗2~3分钟并晾干，应用表面污染监测仪检测去污效果），直到患者的放射检查显示读数低于0.5mR/hr，或污染水平没有进一步降低。注意保护创面，以免内污染，同时避免皮肤擦伤。

3）注意事项：①病情严重者，若情况允许可在抢救床、担架或手术台上酌情去污。②防止污水流淌造成二次污染，不要让水进入任何腔口或开放性伤口，必要时可使用面罩。③使用过的毛巾、纱布、海绵、冲洗液等应放在指定位置进行收集和处理，密封并做好标记。④注意限制对皮肤的机械或化学刺激。⑤应使用温水，冷水往往会关闭毛孔，将放射性物质堵塞在其中，而热水会导致血管舒张，增加该区域的血流量，打开毛孔，并增加吸收放射性物质的机会。⑥动作轻柔，因为剧烈擦洗容易引起皮肤磨损和红斑，造成内污染。⑦当放射性水平无法降低到较低水平或开始出现皮肤刺激时，应停止去污程序。⑧患者应尽可能协助自己去污，以减少与其他人员的接触造成污染扩散。

（3）特殊部位洗消

1）会阴部去污：在脱去沾染放射性物质的衣裤时，易造成会阴部的二次污染，应先进行全身性冲洗，再剔除阴毛，最后进行淋浴。

2）头发去污：采用头低足高位安置患者，避免洗消时出现二次污染；使用肥皂或温和洗发水（不要用护发素）、软刷子和温水轻轻压洗（头发应向后梳洗，使经过口鼻的放射剂量降到最低），洗3次，每次2~3分钟，冲洗干净，监测并记录辐射水平；用干净毛巾擦干头发；重新测量辐射水平，如果污染持续存在，则重复洗消，直到辐射水平降至目标值。

注意事项如下：用40℃温水，勿用硬毛刷和刺激性强或促进放射性核素吸收的制剂；反复清洗时，去污手法轻柔，避免擦伤皮肤；不要让清洗/冲洗的水流到脸上；如果时间紧急、条件不允许或洗发效果不佳时，可直接剪去长发后再进行头部清洗，剪发但不剃光，避免损伤、摩擦头皮；避免剃须，因为小的划痕或擦伤会导致内污染；头发应向后梳洗，使可能经过口鼻摄入的剂量降到最低，避免口鼻摄入放射性物质造成内污染；不要让冲洗液进入患者的眼、鼻、嘴或耳；将所有毛巾、废水放置在指定位置进行收集和处理，密封并做好标记，由专员处理。若上述方法无效，则可以用皮肤去污方法进行头皮去污。

五、样本采集及处理

对于核辐射突发事件损伤患者，应先进行病情评估，并根据要求采集相应样本进行检测，以评估患者核放射剂量，具体要求见表1-5-1。

表1-5-1 样本采集及要求

样 本	目 的	操作方法
在全身辐射损伤情况下		
病史评估表明可能接受全身照射时，每6小时进行一次绝对淋巴细胞计数，持续48小时	评估辐射剂量；以初始计数建立基线，后续计数反映损伤程度	选择一个无污染的区域进行静脉穿刺，采集后覆盖穿刺部位
常规尿液分析	确定肾功能是否正常并建立尿液成分的基线；如果可能发生内污染，这一点尤其重要	避免在采集过程中污染标本，如有必要，给患者戴上塑料手套以收集标本
当怀疑有外污染时		
来自身体腔口的拭子	评估内污染的可能性	使用单独的盐水或水润湿的拭子逐一擦拭鼻、耳、嘴等的内部

续　表

样　本	目　的	操作方法
伤口敷料和/或伤口拭子	确定伤口是否被污染	将敷料保存在塑料袋中。使用潮湿或干燥的拭子对每个伤口的分泌物进行采样。对于有可见碎片的伤口，使用涂药器或镊子将样品转移到标本容器中
当怀疑内污染时		
尿液（24小时标本）以及粪便	如果发生内污染，身体排泄物可能含有放射性核素	使用24小时尿液收集容器。如果患者准备出院，应为其提供收集粪便的容器

1. 鼻分泌物标本检测　鼻拭子样本可以提供有关吸入放射性物质的信息，包括放射性同位素鉴定、同位素衰变模式和对沉积在肺深处的放射性物质的粗略估计。从鼻拭子测量的放射性水平（以 Bq 为单位）可用于估计肺部深处接受的辐射剂量（以 rad、cGy、rem 或 Sv 为单位）。如果吸入的颗粒直径为 0.2~5.0μm，则鼻拭子测得的放射性约为肺污染的 1%~10%；如果吸入的颗粒直径为 1~5μm，则鼻拭子测得的放射性约为肺污染的 5%~10%。根据颗粒大小、形状、化学性质、物理稳定性、个人吸入模式和潜在的身体健康状况，可能会高估或低估放射性水平、影响肺部实际剂量的参数，包括同位素溶解度、粒径和放射性衰变模式。

患者去污前，在每个鼻孔使用潮湿、干净、棉尖的专用拭子进行采样，先用拭子进行鼻腔浅部采样，待鼻腔浅部去污完成且样本污染水平达到标准，则进行鼻拭子的深部采样。采集要点如下：深入距离为患者鼻尖到耳垂距离的一半，将拭子以垂直于面部的方向轻轻插入鼻腭处，在鼻腔内停留10~15秒后轻轻旋转3圈，将拭子头部垂直浸入含3ml采样液的试管中，弃去尾部，旋紧管盖。评估内部（肺部）污染水平，管路外侧贴检验标签，标签包括采样位置、患者相关信息、日期、时间。采集完毕后将试管放入密封袋中，袋子表面注明采样时间和患者姓名。特别注意：α的放射性同位素会被拭子上的任何水掩盖，因此在测量α的放射性同位素时，必须让棉签完全干燥。

2. 其他污染物检测　在淋浴前对污染物（如衣物、口罩、皮肤、食品、空气等）进行放射剂量的检测，当检测结果异常时应进行特殊监测。

3. 尿样检测及处理

（1）采集并标记：采集人员清洗双手，佩戴防护手套，收集尿液（≥70ml）放置在螺旋盖塑料尿杯中，不要装得太满。正确标记标本，除了病历号、标本识别号外，标签还应注明采集者的姓名首字母、采集日期和时间。将标签贴在尿杯上，在采集点也需要保留一份带有相应样本识别号的姓名列表，以便将结果告知患者。记录附加数据以用于解释结果，附加数据可能包括潜在暴露时间、尿液收集方法、样本是否在死后收集以及样本收集前使用的解毒剂；标签和清单上提供的信息可能有助于中国疾病预防控制中心（CDC）在快速筛查中获得的结果以及后续辐射剂量分析。

（2）包装标本：由主容器（尿杯）、二级包装（用于保护尿杯的材料）和外包装（聚苯乙烯泡沫绝缘、瓦楞纤维板托运箱）组成。

1）尿杯二级包装：将每个尿杯分隔开，以防止尿杯之间发生接触。二级包装的第一层必须用一条连续的胶带固定，并由负责人在胶带和包装的接缝处签名，之后将尿杯装入内衬吸水材料的网格盒中。用一条连续的胶带将盒子的上半部分密封到下半部分，并由负责人在胶带和包装的接缝处签名。将已装箱并用胶带妥善固定的尿杯放在下一层二级包装中。二级包装必须用单条胶带固定其封口，并由负责人在胶带和包装的接缝处签名。

2）尿杯外包装：使用聚苯乙烯泡沫绝缘的瓦楞纤维板托运箱，在托运箱的底部放置额外的吸收材料，将一层干冰放在吸收材料的上方。请勿使用薄片或大块干冰进行运输，因为大块干冰可能会在运输过程中使尿杯破损。将包装好的尿杯放入托运箱，在尿杯之间使用额外的吸收剂或缓冲材料，以减少尿杯在运输途中的移位。在尿杯上方再放一层干冰；将尿液运输清单放在可密封的塑料袋中，并放在托运箱内的干冰之上，将盖子盖好。保留监管链文件，将退回地址放在托运箱顶部的左上角，并将CDC的收货地址放在中间，粘贴样本的标签，在标签的预印区域注意干冰的重量（以kg为单位），或将该信息放置在标签附近。包含"B类生物物质"的托运箱不需要方向箭头，如果使用箭头，请务必调整内包装的方向，使封盖与箭头对齐。如果托运箱由商业航空运输，请填写空运提单，记下每种危险材料的正确运输名称和联合国编号，并根据包装说明指定负责托运人的人员。

（3）运送：如果尿液样本是通过清洁途径（如导管插入术）以外的方式收集，请在运输清单上注明。在关闭聚苯乙烯泡沫绝缘的瓦楞纤维板托运箱的盖子之前，将运输清单（带有样品识别号）放在样品顶部的塑料拉链袋中。不要随标本一起运输监管链表格，处理标本每个环节的机构仅在其控制标本期间对标本负责，接收标本的机构必须在放弃标本的单位或机构的监管链形式上签字以关闭该链，电子监管链和条形码阅读器等电子程序将加快这一过程。在接收标本时，每个新机构都必须开始自己的监管链，放弃标本的单位或机构必须签字，并表明其已转移标本。

六、外污染院内护理

（一）外污染院内护理流程

见图1-5-3。

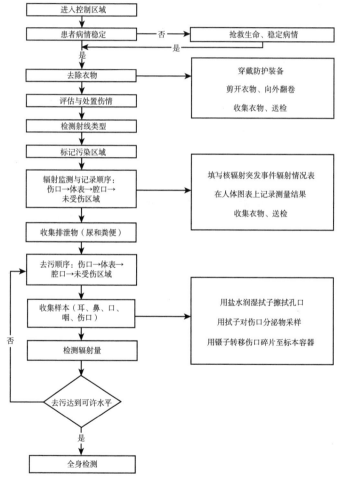

图1-5-3 外污染院内护理流程

（二）心理护理

公众对核辐射及其对身体的影响深感恐惧。核辐射是恐怖袭击或工业事故中最可怕的组成部分之一。人们担心核辐射暴露的长期影响，如癌症，以及对儿童的影响。这种恐惧会导致公众排斥与事件或灾难发生地区相关的人或物。此外，那些患核辐射相关疾病的人可能会有严重的恐惧和抑郁，需要心理创伤后支持，医疗保健从业人员和整个社区也面临风险。因此，向公众适当传播信息并将行为健康专业人员纳入灾害响应极为重要。

涉及核辐射突发事件的患者可能会感到焦虑，医务人员必须注意其心理需求，向其解释正在采取的程序和行动（隔离、使用测量仪、取样、净化等）。在紧急护理之后，了解核辐射效应的人员应该花足够的时间回答患者的问题并解决他们的疑虑，如解释个人防护装备的用途、仪器的功能、仪器发出的噪音等，以减轻患者的压力。操作要点如下。

1. 健康宣教

（1）必要时，向患者提供事故经过、检查、治疗、护理等方面的信息。

（2）在可能的情况下，允许患者参与关于治疗的决定，允许患者进行自我护理。

（3）保护患者隐私，防止媒体干扰；采访、拍照需本人和其他受影响患者同意。

（4）保证患者的充分休息和充足营养，加速患者心理损伤的快速恢复，必要时，根据医嘱给予患者安眠药改善患者睡眠情况。

2.心理疏导

（1）介绍有关疾病知识及已治愈患者情况，使其正确面对疾病，并树立战胜疾病的信心，以良好的心态接受治疗，顺利渡过极期。

（2）核辐射突发事件后期，组织仍有心理压力的患者与心理咨询人员一起讨论关心的问题，鼓励其参加各类活动。

（3）减少接触公众或令人紧张的现场，以减轻患者心理损伤。

第六节　核辐射突发事件外照射损伤

一、概述

外照射是核辐射的一种方式。放射性核素在生物体外，使生物受到来自外部的射线照射称为外照射。体外的 γ 射线、中子流等会对人体产生辐射作用，其作用的强度取决于机体吸收剂量的大小。不同照射剂量和作用方式会产生不同的效应。如果患者在短时间内外照射吸收剂量达 1Gy 以上，可引起不同类型的急性放射病。如果经常受到小剂量的外照射，还可能引起慢性放射病。

外照射所产生的效应与吸收剂量、剂量率、时间与空间的剂量分布、照射范围、受照组织的放射敏感性及辐射的种类和能量等因素有关。受照射累积剂量与放射源的活度和照射时间成正比，外照射剂量的大小与工作环境剂量率和受照时间成正比，外照射与照射距离平方成反比，当接近放射源时就会受到照射，离开放射源时就不受照射或减少照射。

二、临床表现

急性放射性皮肤损伤：身体局部受到一次或短时间（数日）内多次大剂量（如X射线、Y射线及β射线等）外照射所引起的急性放射性皮炎及放射性皮肤溃疡。皮肤不同损伤深度的分度均有其典型的临床表现，因射线种类、射线能量、受照剂量、剂量率、受照部位、受照面积和全身情况等而异，参考局部受照剂量值可作出损伤深度的分度诊断（表1-6-1）。β射线、低能X射线造成的各分度损伤的剂量低于表1-6-1中各分度的受照剂量。

表1-6-1　急性放射性皮肤损伤分度及临床表现

分度	初期反应期	假愈期	临床症状明显期	受照剂量（Gy）
Ⅰ度	—	—	毛囊丘疹、暂时脱毛	≥3
Ⅱ度	红斑	2~6周	脱毛、红斑	≥5
Ⅲ度	红斑、烧灼感	1~3周	二次红斑、水泡	≥10
Ⅳ度	红斑、麻木、瘙痒、水肿、刺痛	数小时至10天	二次红斑、水泡、坏死、溃疡	≥20

三、诊断

由医生根据受照史、受照剂量综合分析作出判断。

四、救治原则

立即脱离辐射源，防止被照区皮肤再次受到理化刺激。疑有放射性核素沾染皮肤时应及时测量、评估，予以洗消去污处理。对危及生命的损害（如休克、外伤、窒息和大出血等），应先抢救再进行洗消处理。皮肤损伤面积较大、较深时，无论是否合并全身外照射，均应卧床休息，给予全身治疗。急性放射性皮肤损伤创面应根据不同损伤程度，不同阶段采取相应的处理方法。根据损伤深度、面积和患者全身情况，适时采取手术治疗。

急性期应尽量避免手术治疗，因为此时病变尚在进展，难以确定手术的病变范围。必要时可进行简单的坏死组织切除及生物敷料和游离皮片覆盖术。注意保护局部功能，待恢复期后再施行完善的手术治疗。位于功能部位的Ⅳ度放射性皮肤损伤或损伤面积大于25cm^{2}的溃疡，应进行早期手术治疗。

五、关键护理措施

（一）外照射院内护理流程

见图1-6-1。

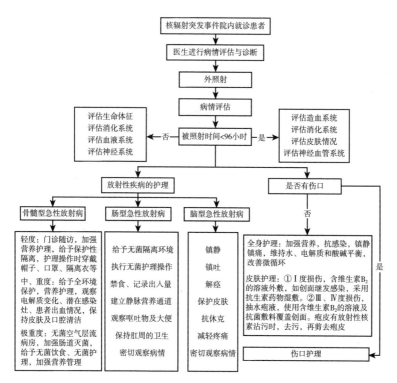

图1-6-1　外照射院内护理流程

（二）病情评估

1. 患者就诊时，先评估其生命体征，若被照射时间小于96小时，评估内容包括以下4个方面。

（1）造血方面：评估绝对淋巴细胞计数、血小板计数、中性粒细胞绝对计数和失血程度。

（2）胃肠道方面：是否出现恶心、呕吐及呕吐出现时间、腹部绞痛/疼痛等，评估大便情况（如有腹泻，须评估腹泻频率）、有无胃肠道出血。

（3）皮肤方面：评估有无红斑、异常感觉/瘙痒、肿胀/水肿、水疱、脱屑、脱发、溃疡/坏死、甲状腺功能亢进等。

（4）神经血管方面：有无恶心、呕吐、食欲缺乏、疲劳、神经缺陷、认知缺陷、头痛等，评估体温、血压。

2. 若患者就诊时，被照射时间大于96小时，评估内容包括以下5个方面。

（1）生命体征：是否存在发热、低血压、心动过速、呼吸急促。

（2）皮肤有无出现红斑、水肿、水疱、脱屑。

（3）神经系统：有无意识障碍、共济失调、视盘水肿、运动/感觉缺陷，反射是否存在。

（4）胃肠道方面：是否有腹部压痛、胃肠道出血等。

（5）血液学相关表现：是否有皮肤淤血、瘀斑以及皮肤/黏膜瘀点。

（三）皮肤及伤口护理

1. 全身护理

（1）加强营养，给予高蛋白和富含维生素及微量元素的饮食。

（2）加强抗感染措施，应用有效的抗生素类药物。

（3）给予维生素类药物。

（4）给予镇静、镇痛药。

（5）注意水、电解质和酸碱平衡，必要时可输注新鲜血液。

（6）根据病情需要，可使用各种蛋白水解酶抑制剂，自由基清除剂和增加机体免疫功能的药物。

（7）必要时，可使用活血化瘀，改善微循环的药物。

2. 皮肤护理

（1）Ⅰ度、Ⅱ度放射性皮肤损伤或Ⅲ度、Ⅳ度放射性损伤在皮肤出现水疱之前，注意保护局部皮肤。必要时可用抗组胺类或皮质类固醇类药物。

（2）Ⅲ度、Ⅳ度放射性皮肤损伤出现水疱时，可在严密消毒下抽去水疱液，可选用有效抗菌药外用，结合使用含维生素 B_2 的溶液及抗菌敷料覆盖创面，加压包扎，预防感染。

（3）疱皮有放射性核素污染时，应先行去污，再剪去疱皮。

（4）Ⅰ度放射性皮肤损伤，水泡破溃形成浅表溃疡，可使用含维生素 B_2 的溶液外敷，预防创面感染。如果创面继发感染，可根据创面细菌培养的结果，采用敏感的抗生素湿敷。进入恢复期后适时手术。

第七节　核辐射突发事件内污染及内照射损伤

一、概述

内污染是指放射性核素进入人体引起的损伤，放射性核素沉积在体内，组织器官受到电离辐射的作用会一直持续到放射性核素从机体内完全排出或者衰变。放射性核素可以经过消化道（食入）、呼吸道（吸入）、皮肤及伤口进入体内，参与器官、组织及细胞的代谢活动。管理原则是减少放射性核素的吸收和加速体内放射性核素的排出，降低内照射剂量，预防或减轻近期和远期可能的健康危害。

中国辐射防护学会给出的定义是，内照射是进入人体内的放射性核素对人体所产生的照射。内照射是相对于外照射而言的，放射性核素进入患者体内后，会持续产生一段时间的照射，对人体产生危害，甚至部分放射性核素对人体会进行终身照射。

由于内照射的护理与内污染无特殊差别，本节将主要介绍核辐射突发事件损伤患者内污染的院内护理。

二、诊断

如果在外部去污后，辐射测量仪仍能发现明显的残余放射性，则应怀疑内污染的可能。收集270ml尿液样本用于同位素测量，分别取每个鼻孔的鼻拭子，以帮助估计部污染水平，使用改进的核医学设备进行全身辐射测量。

三、内污染监测程序

根据仪器检测和样本检测，确定患者存在内污染时，医护人员可根据内污染监测流程（图1-7-1），对患者进行有效的监测管理。

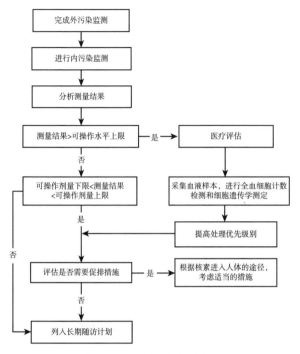

图1-7-1　内污染监测流程

四、救治原则

1. 疑有放射性核素内污染时，应收集样本和资料，进行分析和测量，以确定污染放射性核素的种类和数量。

2. 对放射性核素内污染应进行及时的医学处理：查出和清除引起内污染的污染源，阻止人体对放射性核素的吸收，加速体内放射性核素的排出，减少其在组织和器官中的沉积。

3. 对放射性核素摄入量可能超过2倍年摄入量限值的患者，估算其摄入量和有效剂量，除采取加速排出治疗措施外，并对其登记，以便追踪观察。对能进行体外（全身或局部）直接测量的放射性核素，应进行体外直接测量。

4. 在进行放射性核素加速排出处理时，应权衡利弊，既要减少放射性核素的吸收和沉积，又要防止加速排出可能给机体带来的毒副作用，特别要注意加重肾损害的可能性。

5. 根据不同核素的性质，不同器官的沉积，采用不同的药物和处理措施。

6. 放射性核素内污染伴有其他损伤或症状时，应做相应的医学处理。

五、关键护理措施

（一）内污染及内照射院内护理流程

见图1-7-2和图1-7-3。

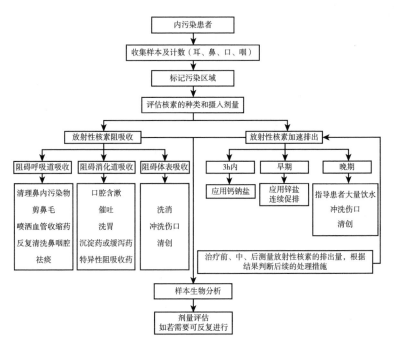

图1-7-2　内污染院内护理流程

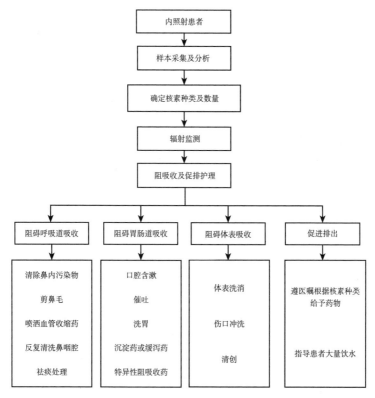

图1-7-3　内照射院内护理流程

（二）阻吸收及促排

1. 放射性核素阻吸收　能阻止放射性核素由进入部位吸收入血的措施。非特异性措施有催吐、洗胃和缓泻；特异性措施指对特定放射性核素有阻吸收作用的医学措施。

2. 放射性核素加速排出　对进入人体内的放射性核素所采用的医学措施。包括用药物和其他措施加速体内放射性核素排出或阻止放射性核素沉积于体内。

（1）阻碍呼吸道吸收：首先用棉签拭去鼻孔内污染物，剪去鼻毛，鼻咽喷洒血管收缩药，然后用大量生理盐水反复清洗鼻咽腔，必要时给予祛痰处理。

（2）阻碍胃肠道吸收：首先进行口腔含漱；然后采用物理方法刺激咽部催吐，或用药物催吐，必要时用温水或生理盐水洗胃。放射性核素进入人体3~4小时后，可遵医嘱给予患者服用沉淀药或缓泻药；对某些放射性核素可选用特异性阻吸收剂。

（3）阻碍体表吸收：对放射性核素污染的体表进行及时、正确的洗消；污染伤口可用生理盐水或3%肥皂水冲洗，必要时需清创。

（4）促进排出：根据放射性核素种类，遵医嘱给予患者适宜的促进排出药物，早期应用钙钠盐，晚期连续间断促排，宜用锌盐；对于3小时内的污染，指导患者大量饮水，加速水代谢，也可指导患者饮用茶水，保持出入量平衡。促进排出治疗前、中、后应测量放射性核素的排出量，根据测量结果判断后续的处理措施。放射性核素促排药物、给药方法和剂量见表1-7-1和表1-7-2。药物使用注意事项参考WS/T467执行。

表1-7-1　放射性核素的阻吸收和促排药物

放射性核素	阻吸收药物	促排药物
锕（Ac）、镅（Am）、锫（Bk）、锎（Cf）、铈（Ce）、铬（Cr）、锔（Cm）、锿（Es）、铕（Eu）、铟（In）、铱（Ir）、镧（La）、锰（Mn）、镎（Np）、铌（Nb）、钚（Pu）、钷（Pm）、钪（Sc）、钇（Y）、锌（Zn）、锆（Zr）	吸附剂、抗酸药	首选二乙烯三胺五乙酸三钠钙（Ca-DTPA），如无Ca-DTPA，可用Zn-DTPA

续　表

放射性核素	阻吸收药物	促排药物
锑（Sb）、砷（As）、汞（Hg）、金（Au）、镍（Ni）	吸附剂、轻泻剂	首选二巯基丙磺酸钠
钡（Ba）	硫酸盐	首选硫酸镁或硫酸钠，利尿药
铋（Bi）、镉（Cd）、铅（Pb）	吸附剂	首选二巯基琥珀酸
钙（Ca）	磷酸钙	首选硫酸镁或硫酸钠，利尿药
铯（Cs）、铷（Rb）、铊（Tl）	普鲁士蓝	普鲁士蓝
钴（Co）	钴盐	首选钴-乙二胺四乙酸（Co-EDTA），葡萄糖酸钴
铜（Cu）、钙（Ga）、钯（Pd）	—	二甲半胱氨酸
氟（F）	—	氢氧化铝
碘（I）	碘化合物	碘化钾
铁（Fe）	吸附剂	首选去铁胺，磷酸铝胶体
磷（P）	磷酸铝	磷酸盐
钋（Po）	抗酸药、吸附剂	二巯基丙磺酸钠
钾（K）	—	利尿药
镭（Ra）	褐藻酸钠	首选氯化铵，其次硫酸钡
钌（Ru）、钍（Th）	吸附剂	磷酸铝胶体，适用于食入情况
钠（Na）	—	利尿药或0.9%NaCl
锶（Sr）	褐藻酸钠	首选氯化铵，其次褐藻酸钠
硫（S）	—	硫代硫酸盐
锝（Tc）	—	高氯酸钾
氚（^{3}H）	大量饮水	水利尿
铀（U）	吸附剂	碳酸氢盐

表1-7-2　促排药物给药剂量和方法

药　物	给药剂量和方法
去铁胺	静脉输注1g，至少用100ml生理盐水稀释，缓慢输注[15mg/（kg·h）]；或肌内注射1g，然后每4小时给予500mg注射，2次，之后每12小时1次，500mg，连用3天
二巯基丙磺酸钠	静脉输注，5mg/kg，首日每4~5小时1次，第2日起每日2~3次，以后每日1~2次，7日为1个疗程
磷酸铝胶体	口服100g，含磷酸铝12.5g
Ca-DTPA	成人：静脉输注1g，5%葡萄糖溶液或乳酸林格氏液或生理盐水稀释至250ml，静脉滴注30分钟以上；雾化吸入1g，无菌水或生理盐水1∶1稀释。儿童：14mg/kg，静脉滴注，总剂量不超过1g
Co-EDTA	静脉注射0.6g（40ml），缓慢注射后立即注射50ml高渗葡萄糖溶液
葡萄糖酸钴	0.9mg，舌下含服，不能稀释
青霉胺	每日两餐之间和睡前口服，250mg/次，每日总剂量可达到4~5g
氯化铵	口服6g，分3次服用
硫酸钡	单次口服300g
褐藻酸钠	口服10g（5g/100ml）
磷酸盐	以口服片剂（每片含250mg磷）为例：成人250~500mg，每日4次；4岁以上儿童250mg，每日4次。口服需多饮水
碘化钾	尽量在吸入污染物4小时内给予碘化钾口服。①成人>40岁，甲状腺剂量≥5Gy者；成人18~40岁，甲状腺剂量≥0.1Gy者；孕妇或哺乳期妇女，甲状腺剂量≥0.05Gy者：每日口服130mg。②3~18岁儿童和青少年，甲状腺剂量≥0.05Gy者，每日口服65mg。③1个月至3岁，甲状腺剂量≥0.05Gy者，每日口服32mg。新生儿至1个月婴儿，甲状腺剂量≥0.05Gy者，每日口服16mg

续 表

药 物	给药剂量和方法
普鲁士蓝	成人：口服每次1g，每日3次。儿童：口服每日1.0~1.5g，分2~3次给药
氢氧化铝	60~100ml，单次口服
二巯基琥珀酸	口服，初始剂量：10mg/kg或350mg/m²，1次/8小时，连用5日；降低剂量：10mg/kg或350mg/m²，1次/12小时，连用14日。19日为1个疗程
水利尿	口服，每日1~4L，分数次饮用
1.4%NaHCO₃等渗溶液	静脉缓慢输注250ml，根据污染严重程度确定持续输注天数

（三）样本采集及处理

当疑有内污染发生时，应立即进行体内外污染检测，收集有关样本，对放射性核素摄入量做初步估计，摄入量估算参照GB/T 16148的规定执行，采集样本及处理要求参见第一篇第五节。

（四）心理护理

参见第一篇第五节。

第八节 核辐射突发事件损伤患者院内护理

对于不同核辐射外照剂量引起的不同分型、分度和分期的患者，院内应采取不同的护理措施。以预防感染为主，实施全环境保护措施，合理营养，密切观察病情变化，做好心理关怀和心理疏导。患者院内分诊流程见图1-8-1。

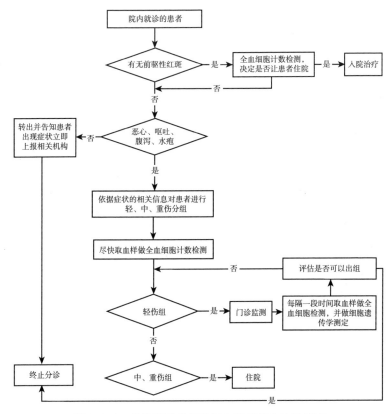

图1-8-1 核辐射突发事件损伤患者院内分诊流程

一、环境消毒管理

（一）病房环境消毒管理

每日用0.5%含氯消毒液擦拭病室的墙壁、地面、桌面、物品表面2次，并每日进行空气消毒2次。

（二）层流室环境消毒管理

1. **层流室准备** 先用肥皂水去污、清水清洗，然后用含氯消毒液擦洗，包括房间屋顶、墙壁、地面、门窗、桌椅、床、电视机、对讲机、水壶、治疗车及所有不宜高压蒸汽灭菌的设备，最后用高效空气消毒剂进行喷雾消毒，消毒后密闭1小时。开封后，整个房间内所有设施用浸有75%乙醇的无菌毛巾擦拭，以去掉消毒痕迹。然后启动层流无菌室空气压缩机净化空气24小时，行细菌培养，培养结果细菌数为零时可准备接受患者入室。新建立或更换初、中效过滤器的需要连续做3次空气及物表培养（每次间隔24小时），以及1次游浮菌监测，符合百级要求后，患者方可入室。

2. **层流室维护**

（1）房间保持清洁，每日用0.5%含氯消毒液擦拭病室的墙壁、地面、桌面、物品表面1次。保持房间温度、湿度、噪声达标准要求，温度为22~26℃，湿度为45%~60%，噪声在45~60dB，与对邻室8Pa以上正压。

（2）工作人员进入层流无菌室前换拖鞋、淋浴，在缓冲室用肥皂水洗手3次，每次3分钟。用含氯消毒剂泡手3分钟（或用消毒凝胶消毒手），更换洗手衣，戴全遮挡的工作帽、口罩。进入百级层流无菌室时，更换消毒拖鞋、穿无菌手术衣、戴双层口罩及无菌腿套和手套。同一时间不超过2人进入病室，并避免多次进出。

（3）患者所用的一切物品（衣物、床单、被罩、手纸、脸盆、毛巾、痰杯、便器等）均需消毒灭菌后使用。

（4）对层流室进行微生物监测，每周做空气培养1次，培养结果细菌数应为零。

二、创面护理

（一）操作要点

根据半衰期、放射性、毒性和放射性物质的数量采取适当的措施。重要的是尽快咨询专家，并采取有效措施防止或尽量减少放射性物质进入人体细胞或组织。

伤口有污染时先从伤口处开始，如无伤口应先从污染轻的部位开始去污，防止交叉污染。理想情况下，应在对完整皮肤进行全身去污之前对伤口进行去污。如果先进行全身去污，则应在全身去污前用防水敷料覆盖受污染的伤口。全身去污后，去除伤口上的防水敷料，同时用防水辅料封闭伤口周围皮肤，以防止伤口洗消时放射性污水污染扩散。

用生理盐水或专门的伤口洗消液冲洗伤口，通常需要多次冲洗。除去所有可见的异物（如金属碎片、血凝块等）。除去放射性弹片时，使用长柄外科器械（距离最大化的防护原则）。放射性弹片、异物及使用的器械应放置在铅罐中，并做好登记，送往辐射防护人员（RSO）指定的安全地点保存，由 RSO 评价和处理。每次冲洗伤口后，进行辐射测量，并记录结果。

处理过程中应用消毒棉签轻轻擦洗伤口，并测量棉签的放射性水平。用污染仪直接测量时，应先除去污染的防水辅料或布料。如果冲洗效果不佳，或多次冲洗后污染水平仍然很高，应考虑实施伤口清创手术，手术前应征求专家意见。切除的组织和手术器械应由专职人员保存、标记、评价和处理。重要组织的切除应在获得医学或健康物理学专家的建议。清创或切除的组织应保留用于健康物理评估。伤口消毒后，应覆盖。在缝合或其他治疗之前，应尽可能彻底地对伤口周围区域进行消毒，以消除剩余的污染。

（二）注意事项

1. 清创手术除遵循一般外科手术原则外，还应遵循放射性污染手术的处理规程，每进一刀，或更换刀片，或测量污染程度，避免因手术器械导致的污染扩散。术后手术器械如有轻微沾染，可用清水洗刷，擦拭3次后可基本清除干净。敷料往往沾染较重，应将其专门收集和处理。处理沾染伤的医护人员，按一般手术着装（戴口罩、穿手术衣和戴手套）即可防止体表沾染，无须专门的服装。

2. 超钚元素污染的伤口，宜用弱酸性（pH 3~5）的Ca-DTPA溶液冲洗。对污染创伤部位进行污染测量或做采样测量，以确定污染水平和污染放射性核素种类。

3. 对于严重的伤口污染，应留尿样分析放射性核素或做整体测量。

4. 当皮肤受到放射性损伤时，应避免机械、理化和药物刺激，保持皮肤的清洁与干燥、暴露与透气，防止烈日曝晒，用柔软的温水毛巾轻轻擦拭，忌用对皮肤有刺激的药物，受损皮肤不要粘胶布，以免加重皮肤损伤。手指不要直接接触受损皮肤，更不能人为剥除干燥的结痂皮，易造成皮肤感染，使损伤皮肤不易愈合。

三、烧伤护理

（一）操作要点

受污染的烧伤（化学烧伤、热烧伤）应像任何其他烧伤一样处理。评估病史及受伤情况，准确记录患者伤前体重，对患者全身进行完整评估，确定烧伤面积百分比，并根据烧伤面积占比调整患者的液体滴数，监测患者液体复苏情况，记录每小时尿量和病情变化。

脱掉或剪开伤部的衣物。冷清水冲洗或浸泡伤处，降低表面温度。轻度烧伤一般无须特殊处理。表皮水疱不要刺破，不要在创面上涂任何油脂或药膏，应用干净的敷料或就地取材，如方巾、床单等覆盖伤部，以保护创面，防止污染。

严重口渴者，可回服少量淡盐水或淡盐茶。条件许可时，可服用烧伤饮料。窒息者，行人工呼吸。伴有外伤大出血者，应尽快止血。骨折者，应进行临时骨折固定。将烧伤四肢抬起，高于心脏水平。给予患者保温，充足营养，摄入高蛋白、高维生素易消化饮食，若无法经口进食，给予留置胃管进行肠内营养，或置入深静脉管路进行肠外营养，保证液体和营养素的摄入。控制患者的感染和疼痛情况，并给予心理护理和支持。

（二）注意事项

1. 污染物会随着烧焦的焦痂脱落，但可能会污染床单和伤口敷料，因此提供护理的护理人员必须妥善处置这些物品。

2. 注意预防、监测早期烧伤并发症，包括筋膜室综合征和吸入性损伤，早期发现并干预。

四、呕吐护理

（一）操作要点

对于呕吐患者，关注呕吐出现的时间，呕吐次数，呕吐物性质与量，及时留取标本并准确记录。及时清理呕吐物，协助患者漱口。遵医嘱给予对症处理、准确记录出入量，观察并记录生命体征的变化。

对于呕吐较轻者，遵医嘱肌内注射甲氧氯普胺10mg，协助饮水或进食流质、清淡饮食，少食多餐，细嚼慢咽。对于呕吐严重者，给予静脉输注镇吐药等。暂停进食或进食少者，可遵医嘱输入肠外营养制剂或液体补充水分和热量，维持患者水、电解质平衡，保持病室环境安静，让患者充分休息，避免一切不良刺激。对于伴烦躁不安或失眠者，给予患者心理护理，可遵医嘱给予患者镇静催眠药。

（二）注意事项

患者呕吐时，指导患者头偏向一侧，及时协助患者清除呕吐物，调整体位，防止患者发生误吸。

五、保护性隔离

1. 根据需要和可能为患者选择空气层流病室。

2. 各项护理严格无菌操作，集中进行，防止发生感染。

3. 认真观察患者呕吐物及大便颜色、性质、量，及时留取标本并准确记录。

4. 密切观察患者病情变化，发生特殊情况及时记录。

六、口腔护理

1. 嘱患者用软毛刷刷牙，每天加强漱口，给予口腔清洁护理3~4次。口腔护理时，认真观察黏膜有无异常，动作轻柔，防止加重患者的痛苦。三餐后和睡前用生理盐水和两性霉素B漱口液（5%葡萄糖500ml中加入两性霉素B25mg）

交替漱口。

2. 认真观察患者口腔黏膜充血、溃疡、水疱的面积大小并准确记录，口唇干燥或干裂时涂以液状石蜡，有溃疡或水疱时，给予口腔紫外线照射治疗，并辅以超声雾化吸入，溃疡局部涂以溃疡散等。

3. 根据口腔pH的测定结果选用不同的漱口液，当pH<6.5时，选用碳酸氢钠和过氧乙酸溶液及呋喃西林交替漱口；当pH>7时，用硼酸溶液及生理盐水溶液交替漱口，使pH维持在6.5~7.0；当pH结果为中性时，选用呋喃西林溶液漱口。

七、皮肤护理

1. 做好全身皮肤清洁，尤其是皮肤皱褶处，如腋窝、腹股沟、会阴部、臀部、乳房下部等，每日用温水擦身，隔日用0.05%含氯消毒液擦身。

2. 经常为患者修剪指甲，注意保持肛周及会阴部的卫生，每次便后使用清水清洗肛周，且用氯己定清洗肛周，每日2次；留置尿管时，用碘伏消毒尿道口及尿管，每日4~5次，以保证尿道口清洁，防止感染。

3. 外周静脉输液结束后按压局部2~4分钟或更长时间，观察有无皮肤瘀点、瘀斑，有出血时通知医生给予止血治疗。

4. 当受照部位皮肤损伤时，应避免机械、理化和药物刺激，保持皮肤清洁与干燥、暴露与透气，防止烈日曝晒，用柔软的温水毛巾轻轻擦拭，忌用皮肤刺激剂，放射野皮肤不要贴胶布，以免加重皮肤损伤。手指不要直接接触放射野皮肤，更不能人为剥除干燥的痂皮而造成皮肤感染，使损伤的皮肤不易愈合。

5. 认真观察患者皮肤黏膜等变化（如口腔、腮腺、头颈部、颜面、耳后、鼻腔、双手掌、双上肢、双下肢、肛周、会阴、胸部、腹部、背部），注意保护皮肤，减少刺激，各项操作用碘伏消毒，勿用乙醇、碘酒，如有破溃，给予碘伏消毒，保持腋下、腹股沟处皮肤干燥。给予经过高压消毒的滑石粉外涂，及时、准确记录患者皮肤变化。

八、发热护理

1. 观察患者病情变化，尤其注意体温变化，每天测量体温至少4次，同时密切关注患者生命体征、血氧饱和度、意识状态、全身皮肤情况等。认真观察患者呕吐物及大小便颜色、性质、量，及时留取标本并准确记录，根据医嘱及时给予对症处理。

重要生命体征正常值如下。①神志（C）：格拉斯哥评分≥11分。②脉搏（P）：正常60~100次/分、有力。③呼吸（R）：正常16~20次/分、平稳。④血压（BP）：正常收缩压>100mmHg或平均动压>70mmHg。⑤经皮动脉血氧饱和度（SpO_2）：>95%。⑥毛细血管充盈度：正常<2秒。

2. 高热时做好降温护理，首选冰袋、温水擦浴等物理降温方式，若体温下降不明显，遵医嘱给予药物降温，采取降温措施30分钟后应再次测量体温。

3. 大量出汗时，及时擦干汗液，更换无菌衣物及床单。鼓励及协助患者饮水，记录出入水量，监测电解质水平，遵照医嘱对感染部位做细菌培养，准确及时地执行医嘱，观察药物反应，有病情变化及时报告医生。

九、营养支持

（一）经口进食

提供高热量、高蛋白、高维生素、清淡易消化的软食或流质饮食。选用有抗氧化活性及对放射损伤有防治作用的食物，如牛奶、豆浆、蛋、动物肝、蔬菜等。所有食物均为无菌食物，即做熟的食物装入餐具盒内套上布套，再放入高压锅内蒸15分钟后食用，或将餐具盒直接放入微波炉（750W）内高火加热3分钟后食用。出现恶心、呕吐时，少食多餐，细嚼慢咽。严重呕吐时，口服或静脉给予镇吐药。定时监测电解质水平，准确记录12小时及24小时出入量。

（二）肠内营养

无法经口进食者，可给予留置胃管或胃空肠管，输入肠内营养液或流质食物。每次输入前，确认鼻饲管处于正确位置；持续输入者，应密切监测其胃潴留量，每4小时冲洗1次鼻饲管；输入结束后，给予生理盐水15~20ml冲洗管路，高钠血症患者可用灭菌注射用水或温开水；肠内营养液避免加入其他药物，防止营养液变质而堵塞鼻饲管腔。

（三）肠外营养

不能进食者尽早建立深静脉双腔导管通路（如PICC或CVC），其中一个导管通路专用于营养治疗，给予高营养液，如葡萄糖盐水、复方氨基酸注射液、脂肪乳注射液、多种维生素及微量元素等。营养液24小时内输注完毕；匀速泵入，避免引起血糖波动，定时监测血糖；定期监测患者营养指标及电解质情况，预防相关并发症。

十、五官护理

每日常规进行五官护理3次。用抗生素眼药水滴眼、鼻；用75%乙醇清洁外耳道，顺序为外耳道、耳郭、耳后。

十一、肛周护理

每次便后及每晚睡前用1∶20聚维酮碘稀释液坐浴。观察肛周皮肤情况，有痔疮者涂以痔疮软膏；肛周发红时，清洗后涂以抗生素软膏；肛周皮肤破溃时，用微波治疗仪照射，保持局部清洁干燥。

十二、出血护理

密切监测患者生命体征变化，如体温、脉搏、呼吸、血压，观察并记录出血部位及出血量。遵医嘱输入经γ射线照射后的新鲜全血、血小板，或输入止血药，观察输血或输液速度及反应。

（一）眼出血护理

嘱患者卧床，闭眼休息，禁止看书、看电视，每日用抗生素眼药水滴眼3~5次，及时轻柔清理眼分泌物及眼周皮肤。遵医嘱输注经γ射线照射的血小板和止血药，观察患者视物情况及生命体征变化，必要时给予静脉输注脱水药。

（二）口腔黏膜出血护理

牙龈出血时可用无菌冷水、冷盐水漱口，用肾上腺素棉球或明胶海绵片贴敷牙龈，或敷以止血药等。平时用棉签蘸温水擦洗牙齿，不用牙签剔牙，也不用牙刷刷牙。出血停止后用软毛刷刷牙，定时用漱口液漱口，口唇则涂以液状石蜡以防干裂。

（三）鼻出血护理

少量鼻出血用消毒棉球压迫止血或用1：1000肾上腺素棉球填塞加压止血，局部冷敷。严重出血不止时，用油纱条填塞鼻腔，填塞24小时后在鼻腔内滴入无菌液状石蜡，每日3~4次，使鼻黏膜湿润，等待填塞物自行脱落，切忌将填塞物自行拔出。填塞止血后，尽量避免咳嗽或打喷嚏，双侧鼻腔均填塞时，指导患者张口呼吸，在口唇上盖一块湿润的纱布，湿化吸入的空气，防止口腔黏膜干燥不适。

（四）皮肤出血护理

卧床休息，减少活动，避免挤压和磕碰。观察皮肤瘀点、瘀斑的变化，嘱患者剪短指甲，以免抓破皮肤。做好皮肤清洁，定期用温水擦洗，忌用热水和乙醇擦洗。保持床单平整，被褥轻软，避免皮肤摩擦及受压。护理操作时，动作要轻，如测量血压或静脉穿刺时，扎袖带和止血带的时间不宜过长。尽量减少各种注射穿刺，充分利用深静脉导管取血样。

（五）阴道流血护理

密切观察患者病情变化，重点监测血压的变化，观察并记录每小时和24小时出血量。遵医嘱给予己烯雌酚等雌激素治疗，使子宫内膜增厚起到止血作用。必要时输注血小板、凝血酶原复合物等，纠正凝血功能。

十三、静脉管路护理

观察穿刺处及周围皮肤有无红、肿、热、痛等炎症反应，发现问题并及时处理，必要时做局部细菌培养。输液前后消毒导管接头，每24小时更换输液装置、一次性三通、无针密闭接头及输注泵管。封管时采用10ml注射器用生理盐水或肝素盐水1∶1正压封管。

十四、血浆置换护理

血浆置换时宜选用粗、直、易于固定的血管，置换过程中专人护理，密切观察病情变化，持续监测心率、血压，随时询问患者感受。有精神症状者，做好安全护理，保证置换顺利完成。

十五、造血干细胞移植护理

（一）移植前护理

造血干细胞输注前，向患者介绍治疗过程及注意事项，消除其紧张情绪，取得配合。为预防造血干细胞输注时发生变态反应，输注前静脉滴注地塞米松5mg。

（二）移植过程护理

造血干细胞输注过程中应有专人护理，保证管路通畅，严格执行无菌操作技术，从冻融到输至患者体内，均要保持无菌。融化要在1分钟内完成，融化后在10分钟内输至患者体内，以免常温下保养液中的二甲亚砜损伤造血干细胞。输注时使用无尼龙网过滤的输液器快速输入，通常每袋造血干细胞50~80ml，输注速度为5~10ml/min，每袋输注完毕后用生理盐水冲洗空袋2次。期间密切观察患者生命体征和不适症状，无不适时继续输注下一袋造血干细胞，同时嘱患者张口呼吸，以便尽快排出干细胞保养液中的二甲亚砜。鼓励患者多饮水，稀释尿液，增加尿量，严密观察尿色，详细记录出入量。

（三）移植后护理

造血干细胞输注后，每日测量患者体温、脉搏、血压各

4次，观察呕吐物及大小便颜色、质、量的改变，详细记录出入量。密切观察患者是否出现移植后并发症的相关表现，发现问题，及时处理。

（1）移植物抗宿主病：根据发生时间分为急性和慢性2种。急性移植物抗宿主病（graft versus-host disease，GVHD）主要表现为皮疹、腹泻、黄疸等。慢性GVHD表现为多种器官损伤及器官功能减退的自身免疫样综合征。出现上述症状时，遵医嘱单独或联合应用免疫抑制剂环孢素A、糖皮质激素、甲氨蝶呤、抗淋巴细胞免疫球蛋白等药物，密切观察患者的病情变化、药物作用及不良作用，发现情况及时报告医生，给予对症处理。

（2）间质性肺炎：在造血干细胞移植后的2~3个月，可发生放射性间质性肺炎（interstitial pneumonia，IP）或多脏器功能衰竭。临床表现为发热、干咳、突发性呼吸急促和进行性呼吸困难、发绀、低氧血症，两肺可闻及少许干湿啰音，血氧分压、血氧饱和度明显下降。出现上述症状应严密观察生命体征，给予坐位或半卧位，吸氧，严重者予以辅助呼吸机防治心力衰竭。

十六、高颅压护理

密切观察患者生命体征、神志、惊厥或抽搐、瞳孔、尿量的变化。遵医嘱用药，以达到镇静、控制惊厥或抽搐的作用。患者出现高颅压时给予脱水药快速输入，利于脱水、保护大脑。若患者存在躁动等安全隐患，遵医嘱应用保护用具。

十七、心理护理

核辐射突发事件患者常出现悲观、焦虑情绪，护理人员应耐心地给予安慰、解释，介绍有关疾病知识及已治愈患者情况，使其正确面对疾病，树立战胜疾病的信心，以良好的心态接受治疗。选择合适的评估量表为患者进行心理测评，采取有效措施帮助患者顺利渡过此期。

1．安排住院时，避免把伤员安排在宗教、语言、习俗、饮食和习惯不同且不许探视的医院。提供伤员与家属间的交流机会，向伤员和家属介绍相关隔离程序。

2．护理人员取得伤员与家属信任，在医生帮助下对伤员进行护理，请精神科医生解决伤员可能存在的精神健康问题。

3．必要时向伤员提供事故经过、检查和治疗程序方面的信息。在可能情况下，允许伤员参与关于治疗的决定，允许伤员自我护理。

4．保护伤员隐私，防止媒体干扰；采访、拍照需本人和其他受影响伤员同意。

5．后期组织仍有心理压力的人员与心理咨询人员一起讨论关心的问题，鼓励有心理压力的人员参加各类活动。

第九节　核辐射突发事件救治应急预案

一、救治原则

1．接到核辐射突发事件患者救治电话后，由科主任或科室在场第一负责人安排救治相关准备工作。

2．由当日在岗人员参与救治工作，根据防护要求，正确穿戴防护设备，按照规定佩戴和使用个人剂量计，配备辐射剂量仪等。

3．护士长负责布置患者救治区域，画好地面标识线及布置救治物品、洗消物品等，减少周围人员走动。

4. 日常将防护设备放置在固定位置，每月第一个工作日由当日主班护士检查防护设备的有效期、外包装有无破损、检测仪器是否在正常工作状态等。

5. 患者救治过程中，安排好人力，救治人员每30分钟换岗1次，保证救治人员防护安全。

6. 救治过程中，无关人员不得靠近救治区域，医护人员注意与患者保持一定距离，加强自身防护。

二、核辐射突发事件院前救治过程中应急预案

在核辐射突发事件救治过程中，患者完成洗消净化工作后方可转运至院内治疗，损伤严重者在病情稳定后也需立即进行洗消工作，从而最大化降低对院区的污染。所以在应急救援过程中，院前急救是可能出现职业暴露问题的重要环节，如PPE防护装备在现场发生破损，急救人员现场突发呕吐或意识不清需要移除防护救治等情况。当急救人员在核辐射突发事件现场发生职业暴露时，应遵循距离防护、时间防护、屏蔽防护三原则及后续处置流程，见图1-9-1。

1. 急救人员应当立即撤离污染区，与污染区保持安全距离。

2. 减少在该区域滞留时间。

3. 现场对破损的防护装备进行补救防护，如紧急加戴一层防护口罩或手套、在破损防护服外加穿新的防护服或隔离衣等。

4. 立即进入洗消区，脱卸污染的防护装备，完成人员洗消，对职业暴露部位进行重点洗消，如口腔、鼻腔、暴露部位皮肤等。

5. 返回冷区（生活区）后，启动职业暴露信息上报流程，组织院感专家评估核辐射暴露风险，如人员受辐射剂量、染色体畸变程度等。

6. 根据风险评估结果，决定是否需要隔离医学观察、预防用药、健康监测及心理疏导等。

7. 定期监测暴露人员染色体畸变情况、受照射局部组织皮肤的病情变化等。

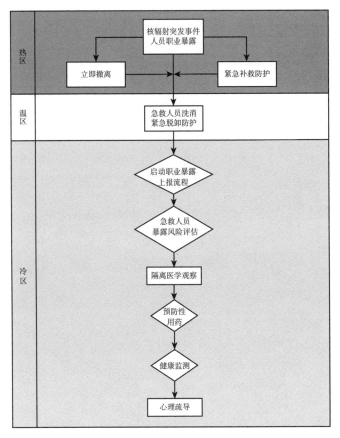

图1-9-1 核辐射突发事件职业暴露处置流程

第二篇

生物突发事件损伤护理

第一节　生物突发事件概述

生物突发事件是指致病性强、传染性强、毒性强的病原体或毒素释放后导致人员死亡，危害国家安全隐患的紧急事件，需要院前急救人员作出快速处置、检验和鉴定，并迅速组织救援。常见的生物突发事件种类如下。

1. **病毒类**　如新型冠状病毒、埃博拉病毒、汉坦病毒等。

2. **细菌类**　如炭疽芽孢杆菌、肉毒梭菌、布鲁菌、鼠疫耶尔森菌等。

3. **毒素类**　如肉毒毒素、葡萄球菌肠毒素、志贺毒素等。

第二节　生物突发事件院前急救

一、生物突发事件院前急救特点

生物突发事件一旦发生，应尽快安排专车专人转运至定点医院治疗，患者的院前急救与转运尤其重要。包含以下急救特点。

（一）转运患者对医护人员的防护要求高

在院前急救转运确诊生物突发事件的急危重症病例时，人员防护装备如下：工作服、一次性帽子、医用防护口罩（N95口罩）、双层乳胶手套、一次性医用防护服、防护面屏/护目镜/医用正压防护头罩、一次性防渗透隔离衣、鞋套、胶靴和一次性靴套等，注意手卫生。

（二）转运期间对患者病情的迅速评估及救治

在生物突发事件中，院前急救人员需及时应对患者出现的各类突发情况，如心搏骤停，突发严重呼吸困难，需及时气管插管进行有效的有创机械通气，迅速转运至定点医院。

（三）转运患者后对医护人员及车辆的洗消要求高

转运患者结束后，急救人员及转运车辆需要去定点洗消站进行终末消毒。

（四）分类救治原则

在生物突发事件发生时，疾病预防控制中心第一时间进入现场进行生物采样分析，明确生物种类，对暴露人群进行流行病学调查及集中隔离观察。公安机关协助进行现场封控管理，属地启动应急防控机制。院前急救人员按照调度指挥中心分级调派原则，进行有效防护后进入隔离区。

1. 调度流程与分级调派原则　院前急救120调度指挥中心根据患者来电主诉信息，快速甄别并按照生物突发事件疑似病例标准及临床表现，对患者进行初步筛查并将患者分为3类：①生物突发事件确诊病例。②生物突发事件疑似病例。③生物突发事件排查病例。根据上述初步评估结果，派出不同防护级别的急救车，即调度分级派车原则（表2-2-1）。

表2-2-1　生物突发事件患者调度分级派车原则

疾病分类	救护车型	人员防护等级
生物突发事件确诊病例	负压功能抢救型救护车	三级防护
生物突发事件疑似病例	负压功能抢救型救护车	二级防护
生物突发事件排查病例	抢救型救护车	一级防护

2. 就近转运原则　需按照所在地区生物突发事件防控要求，以就近、就急、就能力的原则选择定点救治医院。生物突发事件确诊病例优先就近选择具备救治能力的传染病定点医院，无条件的选择具备远程会诊救治能力的传染病定点医院；生物突发事件疑似病例优先选择具备救治能力的救治定点医院，无条件的选择具备发热门诊筛查及远程会诊救治能力的医院；生物突发事件排查病例同生物突发事件疑似病例转运原则。

3. 绿色通道原则　院前急救车组根据疫情期间急危重症患者分类原则，通过120调度指挥中心与救治医院提前建立绿色通道，告知接收医院急危重症患者相关病情及流行病学史，确定接诊救治流程，缩短接诊救治时间。

4. 首诊负责制原则　急危重症患者经院前急救车组送到医院后，由接收医院首诊，并负责患者后续生物突发事件筛查及救治工作。如经筛查后确诊为生物突发事件感染患者，可通过当地卫生健康委员会（简称"卫健委"）协调，调派救护车将患者转送至相应传染病定点医院继续治疗。

5. 防控洗消原则　院前急救车组结束生物突发事件患者救治任务后，根据当地生物突发事件防控相关要求对参与转运救治任务的救护车辆及院前急救任务人员进行防控洗消，对医疗废弃物进行收集封装处理，完成洗消工作后上报120调度指挥中心，可执行后续院前急救任务。

（五）急救处置流程

急救人员抵达现场后，应进行快速现场评估，如果是多名生物突发事件患者可先检伤分类再现场救治。急救人员在快速救治时，应对其意识、循环、气道、呼吸状态及有无活动性大出血进行初步评估与救治，监测生命体征，按照检伤分类的优先顺序，转运患者上救护车并送往医院治疗。途中需对患者进行二次评估及持续评估，监测患者途中伤情变化及治疗措施是否有效，到达医院后完成交接。完成转运任务后，车辆、人员及装备需到洗消站进行洗消，去除污染后结束任务，具体流程见图2-2-1。

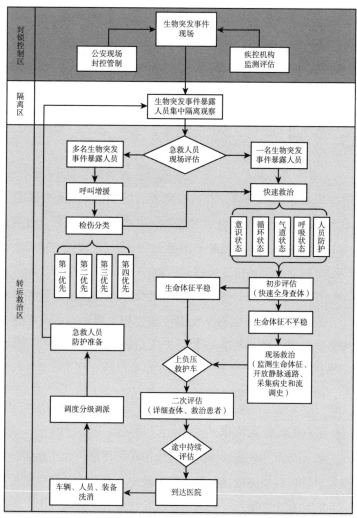

图2-2-1　生物突发事件院前急救处置流程

二、生物突发事件的安全与防护

在生物突发事件中，主要分为以下6级防护，分别对应不同的情况。

（一）第1级防护

院前日常办公区域人员防护标准。为强化管理院前医疗机构感染防控工作，院前日常办公区域内的人员防护级别如下：穿工作服、戴一次性医用外科口罩，根据生物突发事件风险可加戴一次性医用手套（乳胶手套/丁腈手套），注意手卫生。

（二）第2级防护

院前日常急救转运防护标准。在院前急救转运无生物突发事件流行病学史及临床表现的患者时，人员防护级别如下：穿工作服，戴一次性帽子、一次性医用外科口罩、一次性医用手套（乳胶手套/丁腈手套），快速手消毒液（车载手消毒液），根据生物突发事件风险可加穿隔离衣、戴医用防护口罩（N95口罩）、护目镜，穿鞋套/靴套，注意手卫生。

（三）第3级防护

生物突发事件排查病例转运防护标准。在院前急救转运生物突发事件排查患者时，人员防护级别如下：穿工作服，戴一次性帽子、医用防护口罩（N95口罩）、一次性医用手套（乳胶手套/丁腈手套），快速手消毒液（车载手消毒液），根据生物突发事件风险可加穿隔离衣、鞋套/靴套，戴护目镜，注意手卫生。

（四）第4级防护

生物突发事件密接病例转运防护标准。在院前急救转运生物突发事件密接患者时，人员防护级别如下：穿工作服，戴一次性帽子、医用防护口罩（N95口罩）、一次性医用手套（乳胶手套/丁腈手套），快速手消毒液（车载手消毒液），根据生物突发事件风险可加穿隔离衣、鞋套/靴套，戴护目镜，注意手卫生。

（五）第5级防护

确诊或疑似生物突发事件轻症病例转运防护标准。在院前急救转运确诊或疑似生物突发事件患者时，人员防护级别如下：穿工作服、一次性医用防护服，戴一次性帽子、医用防护口罩（N95口罩）、双层乳胶手套，根据是否有喷溅性操作，可选择防护面屏/护目镜、一次性防渗透隔离衣、鞋套、胶靴和一次性靴套等，注意手卫生。

（六）第6级防护

确诊生物突发事件病例转运防护标准。在院前急救转运确诊生物突发事件患者时，人员防护级别如下：穿工作服、一次性医用防护服、一次性防渗透隔离衣、鞋套、胶靴和一次性靴套，戴一次性帽子、医用防护口罩（N95口罩）、双层乳胶手套、防护面屏/护目镜/正压医用防护头罩等，注意手卫生。

三、生物突发事件院前人员洗消

院前急救车组结束生物突发事件患者救治任务后，根据当地生物突发事件防控相关要求对参与转运救治任务救护车辆及院前急救任务人员进行防控洗消，见图2-2-2，对医疗废弃物进行收集封装处理，完成洗消工作后上报120调度指挥中心，可执行后续院前急救任务。

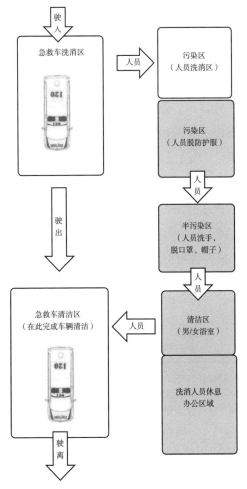

图2-2-2　急救车洗消流程

四、生物突发事件院前检伤分类技术

根据受伤的程度，目前国内常用的检伤分类方法为简明检伤分类法（simple triage and rapid treatment，START），把伤者分为危重、重、轻、死亡（红、黄、绿、黑）4种，确定患者接受治疗的先后顺序，从第一优先到第四优先，送往医院的患者顺序依此执行；红色指有非常严重的创伤，但如及时治疗有机会生存的伤者，如气道阻塞、神志不清、休克等；黄色指有重大创伤，但仍可短暂等候而不危及生命，如患者可能出现肢体残缺、开放性骨折、多处骨折等；绿色指可自行走动及没有严重创伤，其损伤可延迟治疗，大部分可在现场完成治疗，无须送往医院；黑色，死亡，无救治意义的创伤。具体分类法见第一篇第二节。

院前急危重症分级是一种在院前以患者病情急危重程度而制定的等级标准，亦是辅助院前急救人员分级的工具。此标准共分4级，依据客观指标，联合人工评级指标共同确定疾病的急危重程度，每级均设定相应的分值和分级预警标识，并与院内急诊救治分区对应，见表2-2-2。

表2-2-2　院前急危重症分级

分级级别	急诊区域	区域功能
Ⅰ级	复苏区（红色）	立即对患者实施抢救，给予基础生命支持和高级生命支持
Ⅱ级	抢救区（橙色）	10分钟内为患者提供紧急救治措施和能够影响患者临床结局的治疗措施
Ⅲ级	优先诊疗区（黄色）	快速实施需要医疗资源支持的相关措施，如吸氧、心电图、快速补液等，快速评估及处置危重患者的潜在危险
Ⅳ级	普通诊疗区（绿色）	在合理应用医疗资源基础上，按急诊患者就诊顺序依次给予诊疗

第三节　新型冠状病毒肺炎

一、概述

新型冠状病毒肺炎（新冠肺炎，COVID-19）是由新型冠状病毒（2019-nCoV）感染导致的肺炎，是一种新发急性呼吸道传染病。传染源主要是新型冠状病毒感染的患者和无症状感染者，在潜伏期即有传染性，发病后5天内传染性较强。经呼吸道飞沫和密切接触传播是主要转播途径。此外也存在接触病毒污染的物品和经气溶胶传播的可能。人群普遍易感。感染后或接种新型冠状病毒疫苗后可获得一定的免疫力，但持续时间尚不明确。中华人民共和国国家卫生健康委员会公告2020年第1号，将新型冠状病毒肺炎纳入《中华人民共和国传染病防治法》规定的乙类传染病，但采取甲类传染病的预防、控制措施，同时将其纳入检疫传染病管理。

理化特性：新型冠状病毒为 β 属冠状病毒，有包膜，颗粒呈圆形或椭圆形，直径60~140nm。体外分离培养时，新型冠状病毒96小时左右即可在人呼吸道上皮细胞内发现。冠状病毒对紫外线和热敏感，56℃ 30分钟、乙醚、75%乙醇、含氯消毒剂、过氧乙酸和氯仿等脂溶剂均可有效灭活病毒，但氯己定不能有效灭活病毒。

多数患者预后良好，少数患者病情危重，甚至死亡，多见于老年人、有慢性基础疾病者、晚期妊娠和围产期女性、肥胖人群。

二、临床表现及分型

潜伏期1~14天，多为3~7天。以发热、干咳、乏力为主要表现，部分患者以嗅觉、味觉减退或丧失等为首发症状，少数患者伴有鼻塞、流涕、腹泻等上呼吸道和消化道症状。重症患者多在发病1周后出现呼吸困难和/或低氧血症，严重者可快速进展为急性呼吸窘迫综合征、脓毒症休克、难以纠正的代谢性酸中毒和凝血功能障碍及多器官功能衰竭等。值得注意的是，重症、危重症患者病程中可为中低热，甚至无明显发热。轻型患者仅表现为低热、轻微乏力等，无肺炎表现。少数患者在感染新型冠状病毒后可无明显临床症状。儿童病例症状相对较轻，部分儿童及新生儿症状可不典型。

根据临床表现，结合影像学资料，可将确诊患者进行临床分型。

1. 轻型　临床症状轻微，影像学未见肺炎表现。

2. 普通型　具有发热、呼吸道症状等，影像学可见肺炎表现。

3. 重型　患者需区分成人与儿童。

（1）成人符合下列任何一条即可诊断。①气短，呼吸频率（RR）≥30次/分。②静息状态下，吸空气时经皮动脉血氧饱和度（SpO_2）≤93%。③动脉血氧分压（PaO_2）/吸入氧浓度（FiO_2）≤300mmHg；海拔超过1000m的高海拔地区根据以下公式对PaO_2/FiO_2进行校正：$PaO_2/FiO_2 \times$（760/mmHg）。④临床症状进行性加重，肺部影像学显示24~48小时内病灶明显进展>50%者。

（2）儿童符合下列任何一条即可诊断。①持续高热超过3天。②气短（<2月龄，呼吸≥60次/分；2~12月龄，呼吸≥50次/分；1~5岁，呼吸≥40次/分；>5岁，呼吸≥30次/分），除外发热和哭闹的影响。③静息状态下，吸空气时经皮动脉血氧饱和度≤93%。④辅助呼吸（鼻翼扇动、三凹征）。⑤出现嗜睡、惊厥。⑥拒食或喂养困难，有脱水征。

4. **危重型**　符合以下情况之一者：①出现呼吸衰竭，且需要机械通气。②出现休克。③患者合并其他器官功能衰竭需重症监护室监护治疗。

三、诊断

（一）现场诊断

根据流行病学史迅速采取隔离措施，同时开展病原学检查，采集鼻、口咽拭子进行检测，采集过程需规范，并尽快送检。

（二）实验室诊断指标

1. **血清学检查**　新型冠状病毒特异性IgM抗体、IgG抗体阳性，发病1周内阳性率均较低。由于受到试剂、标本、患者其他疾病因素、新型冠状病毒疫苗接种等多种因素影响和干扰，血清学检查可能出现假阳性。

2. **胸部影像学表现**　早期呈现多发小斑片影及间质改变，以肺外带明显，进而发展为双肺多发磨玻璃影、浸润影，严重者可出现肺实变，胸腔积液少见。

根据2022年3月14日，国家卫生健康委员会办公厅、国家中医药管理局办公室联合印发的《新型冠状病毒肺炎诊疗方案（试行第九版）》中的标准来确定为新冠肺炎疑似病例及确诊病例。

四、救治原则

发现病例和无症状感染者、密切接触者、次密接者时，应安排专用救护车辆在规定时限内转运至定点医疗机构或集中隔离场所。转运过程中应严格落实个人防护及车辆消毒措施，并对患者进行针对性急救救护。

（一）新冠肺炎患者或疑似新冠肺炎患者转运及防护

确诊病例和无症状感染者不得共用救护车，转运使用的救护车需具备转运呼吸道传染病患者基本条件，尽可能使用负压救护车进行转运。负压救护车专车专用，驾驶室与车厢严格密封隔离，车内设专门的污染物品放置区域，配备防护用品、消毒液、快速手消剂，转运人员需严格进行个人防护。

1. 负压救护车　对救护车医疗仓进行气密性改装，通过排风设备对医疗仓进行每小时20次换气，使舱内维持−30~−10Pa的负压，舱内空气经过滤装置无害化处理后排出车外，达到降低院前急救人员感染风险的目的。另外，救护车可配备紫外线消毒灯，在救护车空置时提供额外的消毒能力。转运新冠肺炎确诊病例后，应及时更换负压滤过装置，防止交叉感染。

2. 个人防护装备及使用　接触或可能接触新冠肺炎病例和无症状感染者、污染物（血液、体液、分泌物、呕吐物和排泄物等）及其污染的物品或环境表面的所有人员均应使用个人防护装备。转运患者时，医务人员应穿防护服、戴手套、工作帽、医用防护口罩、防护面屏或护目镜。司机应穿工作服，戴医用防护口罩、手套。转运后需及时更换全套防护物品。转运过程中控制同车人员数量，尽量间隔就座，减少交流。具体要求如下。

（1）手套：进入污染区域或进行诊疗操作时，根据工作内容，佩戴一次性使用橡胶或丁腈手套，在接触不同患者或手套破损时及时消毒，更换手套并进行手卫生。

（2）医用防护口罩：进入污染区域或进行诊疗操作时，应佩戴医用防护口罩或动力送风过滤式呼吸器，每次佩戴前应做佩戴气密性检查，穿戴多个防护用品时，务必确保医用防护口罩最后摘除。

（3）防护面屏或护目镜：进入污染区域或进行诊疗操作，眼部及面部有被血液、体液、分泌物、排泄物及气溶胶等污染的风险时，应佩戴防护面屏或护目镜，重复使用的护目镜在每次使用后，应及时进行消毒干燥，备用。

（4）防护服：进入污染区域或进行诊疗操作时，应更换个人衣物并穿工作服（外科刷手服或一次性衣物等），外加防护服。

3. **手卫生**　参与现场工作的所有人员均应加强手卫生措施，可选用含醇速干手消毒剂或醇类复配速干手消毒剂，或直接用75%乙醇进行擦拭消毒。

（二）转运车辆及装备洗消

1. **转运过程中**　若出现人员呕吐、吐痰，应立即用一次性吸水材料加足量消毒剂或消毒巾对呕吐物进行覆盖，清除呕吐物后，再对呕吐物污染过的地面、车壁等进行消毒处理。

2. 转运结束后 应对车辆进行终末消毒，开窗通风，使用过氧化氢喷雾或含氯消毒剂擦拭消毒车厢及其物体表面。

3. 医疗设备防护洗消 呼吸机使用后，建议使用75%乙醇或1000mg/L有效含氯消毒剂溶液对主机及外露配件表面进行喷洒或擦拭消毒。氧气面罩、吸痰管、吸痰器一次性储液罐、呼吸机管路等医疗耗材需放入医疗废物包装袋中，用1000mg/L有效含氯消毒剂溶液喷洒消毒，并进行鹅颈式封口，再套一层医疗废物包装袋再次封口后，置于救护车医疗仓明显位置，待返回洗消中心后做进一步处理。

（三）生命支持

1. 呼吸支持

（1）鼻导管或面罩吸氧：PaO_2/FiO_2 低于300mmHg的重型患者均应立即给予氧疗。接受鼻导管或面罩吸氧后，短时间（1~2小时）密切观察，若呼吸窘迫和/或低氧血症无改善，应使用经鼻高流量氧疗或无创机械通气。

（2）经鼻高流量氧疗或无创机械通气：PaO_2/FiO_2 低于200mmHg的患者应给予经鼻高流量氧疗或无创机械通气，若效果不佳应及时进行有创机械通气治疗。

（3）有创机械通气：一般情况下，当患者 PaO_2/FiO_2 低于150mmHg应考虑气管插管，实施有创机械通气。但是鉴于院前急救防控措施有限，建议院前呼吸机使用带有单向阀的一次性单管路呼吸机管。由于院前使用呼吸机时间较短，建议取消集水瓶和加温湿化器，减少污染环节建议转运途中气管插管，应该尽量快速转运至附近定点医院，提前建立绿色通道，尽快交接患者。

2. 气道管理　保持气道通畅，加强气道湿化，建议采用主动加热湿化器，有条件的可以使用环路加热导丝保证湿化效果。建议使用密闭式吸痰。

3. 疑似及确诊病例应当在具备有效隔离条件和防护条件的定点医院进行隔离治疗，疑似病例单人单间隔离治疗，确诊病例分型分类进行隔离治疗。重型、危重型患者尽早收入重症监护治疗病房治疗，在一般支持治疗基础上，积极预防并发症，治疗基础疾病，预防继发感染，及时进行器官功能支持。有以下指标变化应警惕病情恶化：①低氧血症或呼吸窘迫进行性加重。②组织氧合指标恶化或乳酸进行性升高。③外周血淋巴细胞计数进行性降低或外周血炎症标记物，如白细胞介素-6（IL-6）、C反应蛋白（CRP）、铁蛋白等进行性上升。④D-二聚体等凝血功能相关指标明显升高。⑤胸部影像学检查显示肺部病变明显进展。对于确诊病例应在发现2小时内进行网络直报。

五、院内救治流程

新型冠状病毒肺炎是一种急性感染性肺炎，具有强传染性，多数患者预后良好，但部分严重病例可出现急性呼吸窘迫综合征或休克等严重威胁生命的症状，甚至死亡。目前为止，尚缺乏针对病原体的有效抗病毒药物，主要以隔离治疗、对症支持治疗为主。因此根据院内救治流程对新型冠状病毒感染患者进行迅速、有效的院内救治，是缓解感染者病情、控制疾病发生发展的有效措施。救治流程见图2-3-1。

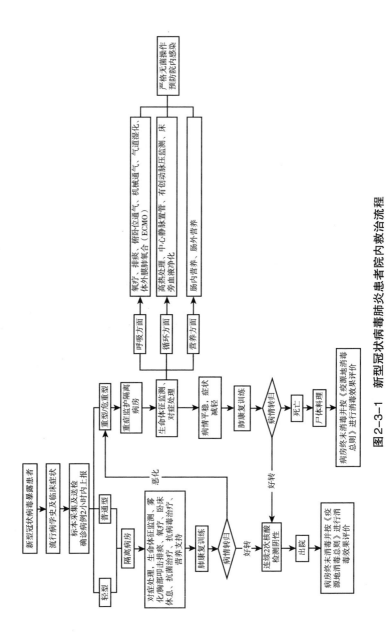

图 2-3-1 新型冠状病毒肺炎患者院内救治流程

六、关键护理措施

（一）氧疗护理

1. 氧疗方式及气体流量的选择根据患者缺氧程度选择气体流量。患者缺氧程度确定方式如下。①轻度缺氧：无明显的呼吸困难，仅有轻度发绀，神志清晰。血气分析：动脉血氧分压（PaO_2）≥50mmHg，动脉血氧饱和度（SaO_2）>80%。②中度缺氧：发绀明显，呼吸困难，神志清晰或烦躁不安。血气分析：30mmHg≤PaO_2<50mmHg、SaO_2在60%~80%。③重度缺氧：显著发绀，三凹征明显（胸骨上窝、锁骨上窝和肋间隙凹陷），患者失去正常活动能力，呈昏迷或半昏迷状态。血气分析：PaO_2<30mmHg、SaO_2<60%。轻度缺氧患者遵医嘱给予鼻导管吸氧，气体流量通常从2~3L/min起上调；若患者呼吸窘迫加重，应遵医嘱给予高流量鼻导管，气体流量通常从20L/min起始，逐步上调至50~60L/min，保持氧气湿化，指导患者正确的呼吸方法。当鼻导管吸氧不能维持氧合时，应考虑无创或有创机械通气治疗。

2. 注意事项　①用棉签清洁鼻腔并检查鼻腔有无分泌物堵塞及异常。②润滑并检查鼻导管前端，将鼻导管前端插入鼻孔内约1cm，妥善固定导管，松紧适宜。③保持吸氧管路通畅。④保持氧气湿化，及时添加湿化液。⑤记录给氧时间、气体流量、患者反应，观察氧气装置有无漏气、患者有无氧疗不良反应。

（二）高热护理

1. 病情观察　将高热患者置舒适卧位，减少活动，充分休息。定时监测患者体温变化，每天至少测量4次，同时密切关注患者生命体征、意识状态、全身皮肤情况等，若患者出现高热伴四肢厥冷、发绀等症状，及时遵医嘱予以处理。

2. 降温　全身或局部冷敷，首选冰袋、温水擦浴等物理降温方式，若体温下降不明显，遵医嘱给予药物降温。采取药物降温时应注意药物剂量，尤其对于年老体弱及患有心血管疾病的患者，防止降温过程中大量出汗引起虚脱现象。采取降温措施30分钟后应再次测量体温，并做好记录和交班。高热患者寒战时应注意保暖。

3. 补充水分及营养　鼓励患者多饮水，进食高热量、易消化的流质或半流质饮食，少食多餐，脱水明显或不能进食的患者遵医嘱静脉补液。

4. 保持皮肤清洁　大量出汗的患者应做好皮肤护理，及时更换衣服和被褥。

5. 口腔护理　高热患者唾液分泌量减少，应注意保持口腔清洁。口唇干裂者涂以保护剂，保持口唇湿润、舒适；重症昏迷患者应每日行口腔护理2次。

（三）排痰护理

1. 体位引流　严格掌握体位引流的禁忌证，根据患者病灶部位和耐受程度选择合适的体位，原则上病变部位位于高处，引流支气管开口向下，引流顺序为先上叶，后下叶；餐前30分钟或餐后2小时进行，每日可进行2~3次，每次15分钟。

2. 排痰仪震动　宜在餐前1~2小时或餐后2小时进行，按照自下而上、由外向内的顺序依次叩击，叩击头与患者肋缘紧密贴合，注意避开胃肠及心脏，根据患者情况设定震动频率和时间。

3. **胸部叩击** 患者一般取侧卧位或坐位。叩击者手指弯曲、并拢，掌侧呈杯状，从肺底由下向上、由外向内，快速叩击背部，每次连续叩击3~5分钟。根据患者体形、营养状况、耐受能力，合理选择叩击时间和频率。避免在裸露皮肤上叩击，注意避开乳房、心脏、衣服拉链、纽扣等部位。操作过程中鼓励患者咳嗽、咳痰，密切监测患者生命体征变化，如有异常立即停止叩击。

4. **氧气雾化** 气体流量一般为6~8L/min，将吸嘴放入口中，紧闭嘴唇深吸气，用鼻呼气或使用雾化面罩进行氧气雾化。

（四）肺康复训练

1. **缩唇呼吸** 嘱患者用鼻深吸气，然后嘴巴缩成鱼嘴状缓慢、匀速呼气4~6秒，吸气与呼气比以1：2或1：3为宜，呼气时应放松，避免腹肌收缩。

2. **腹式呼吸** 取平卧位或半坐卧位，两膝半屈，腹肌放松，一手放在胸部，另一手放在腹部。用鼻深、慢吸气，吸气时腹部向外挺出，呼气时腹部向内凹陷。每天可练习2次，每次10~15分钟，根据情况，可同时配合缩唇呼吸。

3. **呼吸功能锻炼仪** 先深呼一口气，然后用口含住吸气软管，慢慢吸气，白色活塞顶部升到目标刻度后，保持吸气状态停顿5~10秒，待白色活塞下降至底部，松开吸管、平静呼气。根据患者病情，每天可练习2次，每次10~15分钟。

（五）营养支持

1. **肠内营养** 确认鼻饲管处于正确位置；遵循由稀到浓、由慢到快、由少到多的原则。持续肠内营养患者，应密切监测其胃潴留量，每4小时冲洗一次鼻饲管。肠内营养结束后给予生理盐水15~20ml冲洗管路，高钠血症患者可用灭菌注射用水或温开水。肠内营养液应避免加入其他药物，防止营养液变质而堵塞管腔。

2. **肠外营养** 匀速泵入，避免引起血糖波动，定时监测血糖。营养液24小时内输注完毕。定期监测患者营养指标及电解质情况，预防并发症。

（六）重症护理

1. 人工气道管理

（1）人工气道建立：遵医嘱摆好患者体位，清除患者口咽部分泌物及义齿等，保持呼吸道通畅，备好建立人工气道所需物品；建立静脉通路，遵医嘱用药；使用简易呼吸器辅助呼吸；检查气管插管气囊有无漏气，润滑气管插管插入端；医生置管，协助拔出导丝，给予简易呼吸器给氧；导管气囊充气。

（2）人工气道固定：评估气管插管置入深度；查看皮肤情况，进行皮肤保护；放置牙垫；保证患者面部清洁，使用胶布固定；每班观察、记录气管插管深度及固定情况。

（3）人工气道湿化：呼吸机管路Y形接头处气体温度应设定为34~41℃；若使用热湿交换器，每5~7天更换一次，当热湿交换器受到污染、气道阻力增加时应及时更换；呼吸机湿化罐内应用密闭输液器添加灭菌注射用水或灭菌蒸馏水，湿化液每24小时更换；呼吸机管路位置低于人工气道，且集水罐处于管路最低位置；及时清除呼吸机冷凝水。

（4）人工气道密闭吸痰：吸痰前后给予纯氧2分钟；一次吸痰时间不超过15秒，并严密监测生命体征变化；需再次吸引时应间隔3~5分钟；建议负压吸引器负压<150mmHg；痰液收

集器内吸出液达容积2/3时应及时更换。

（5）呼吸机报警观察及处理

1）气道压高限报警：与分泌物堵住气道、管路积水、患者气道痉挛等各种使气道压力升高的原因有关。出现报警时，查明原因，对症处理。

2）分钟通气量低限报警：与管道系统漏气、患者呼吸肌力量弱等原因有关，可更换呼吸机管路或加大支持力度。

3）分钟通气量高限报警：可能与患者呼吸机力量较强等原因有关，可降低支持力度、合理设置报警线等。

4）潮气量过低报警：与管道系统漏气、患者呼吸顺应性低、呼吸机参数设置不当等原因有关，可更换呼吸机管路、合理设置报警参数等。

5）潮气量过高报警：与额外增加气流、以氧气驱动做雾化、患者呼吸肌力量较强等原因有关，可降低支持力度，调整报警参数等。

6）窒息报警：与患者和呼吸机脱离有关，也常因疾病本身、过量镇静药等原因有关，应恢复患者与呼吸机之间的完好连接，并合理用药。报警方法见表2-3-1。

表2-3-1 常见呼吸机报警原因及处理

报警类别	原 因	处 理
电源报警	停电、电源插头松脱、电源掉闸、蓄电池电量低	将呼吸机与患者断开并行人工通气支持，同时修复电源
气源报警	压缩氧气或空气压力低、气源接头未插到位、氧浓度分析错误	将呼吸机与患者断开，给患者行人工通气支持，同时调整或更换气源，或校对吸入氧浓度（FiO_2）分析仪，必要时更换氧电池

续　表

报警类别	原　因	处　理
断开报警	呼吸回路、人机连接脱开或漏气量过大	检查回路及人机连接，确保二者正常连接及固定
呼出潮气量（VT）降低	患者呼吸减弱、呼吸回路漏气、气囊充气不足、气体经胸腔闭式引流管漏出、压力控制通气时肺顺应性降低、呼出流量传感器监测错误	检查患者呼吸、呼吸回路、气囊压力、胸腔闭式引流管，吸痰，检测并校正呼出流量传感器
吸气压降低	呼吸回路漏气、导管脱出、气囊充气不足、气体经胸腔闭式引流管漏出、气管食管瘘、峰流速低、设置VT低、气道阻力降低、肺顺应性增加	检查呼吸回路、导管位置、气囊压力、胸腔闭式引流管，重新设置峰流速和潮气量，检查患者是否出现较强自主呼吸
气道高压	呛咳，肺顺应性降低（肺水肿，支气管痉挛、肺纤维化等），分泌物过多、气道阻力增加，导管移位、呼吸回路阻力增加（如管路积水、打折等），吸入气量太多或高压报警线设置不当，患者兴奋、激动、想交谈	吸痰，解除支气管痉挛，听呼吸音，检查呼吸回路并保持通畅，检查导管位置，调整呼吸参数，安抚患者，使用药物镇痛、镇静
呼吸增快	代谢需要增加、缺氧、高碳酸血症、酸中毒、疼痛、焦虑、害怕	监测动脉血气，纠正缺氧和酸中毒，镇痛，镇静，安抚患者
分钟通气量过高	病情变化，患者呼吸增快，潮气量增加；参数设置不当	处理原发疾病，必要时镇痛、镇静，重新调整参数
窒息报警	患者病情改变，呼吸减慢或停止	根据患者病情调整呼吸模式和参数

　　（6）人工气道拔除护理：进行脱机训练，30分钟后查动脉血气；患者取半卧位，吸净气管插管及口鼻腔分泌物后进行漏气试验。漏气试验阳性可拔除气管插管；拔管后立即给予吸氧，

同时评价患者气道是否通畅，鼓励患者做深呼吸。

（7）呼吸机相关性肺炎的集束化护理　每班床旁交接呼吸机管路情况，如有发现污染或破损立即按呼吸机管路更换要求予以更换；采用湿热交换器或含加热导丝的加热湿化器作为湿化装置，每5~7天更换一次，当污染、气道阻力增加应及时更换；床头抬高30°~45°；使用0.1%氯己定进行口腔护理，4次/日；严格执行手卫生；机械通气超过48小时推荐使用持续声门下吸引，除破损或污染，吸痰装置无须每日更换；至少每24小时监测一次气管内导管气囊压力，并将压力维持在25~30cmH$_2$O；建议选择经鼻十二指肠管、鼻空肠管或鼻回肠管实施肠内营养；机械通气时间24~48小时内或急性期后即开始康复治疗。

2. 中心静脉导管护理

（1）中心静脉导管换药：评估患者中心静脉导管穿刺部位、导管位置及敷料情况。移除旧敷料后，戴无菌手套消毒3遍，每遍充分待干。采用无张力方法粘贴敷料，做好管路固定，标注换药时间、外露长度及操作者名字，妥善固定导管尾端。

（2）中心静脉压监测：检查中心静脉位置、管腔是否通畅、有无回血及血栓。测压管道系统与生理盐水及加压装置相连，加压300mmHg，生理盐水冲洗测压管道系统管腔，将压力传感器置于与心房同一水平处（第4肋间与腋中线交界位置），测量过程中排尽管内气泡，防止空气进入，并同时观察中心静脉压波形，选择患者呼气末读数。若患者躁动、咳嗽或用力时，应在患者安静10~15分钟后进行测压。

（3）中心静脉导管维护：每班明确交接中心静脉导管插管深度，每24小时更换输液装置、一次性三通、无针密闭接头及输注泵管，加压输液袋压力维持在300mmHg。除紧急情况外（如抢救），中心静脉不允许输入任何血液制品。用于血液净化的中心静脉导管，遵医嘱每4小时用生理盐水正压封管，或遵医嘱用肝素盐水1∶1封管。常规拔除中心静脉导管后，按压穿刺点3~5分钟。有凝血功能障碍者适当延长按压时间，以防出血及血肿形成。

3. 有创动脉压监测

（1）有创动脉压监测方法：将测压管道系统与生理盐水及加压装置相连并加压300mmHg，安装监测模块及传感导线，模块名称设定为"ABP"，并设定标尺。连接压力套装与动脉穿刺套管，检查导管是否通畅，冲洗管腔，确认波形。患者取平卧位，将压力传感器置于腋中线第4肋间，压力传感器与大气相通后调零点，将测压腔与压力传感器相通，观察波形并读数记录。

（2）有创动脉压维护：妥善固定动脉导管，以防导管脱出。置管侧肢体监测远端动脉搏动及皮温，当发现有缺血征象如肤色苍白、发凉及有疼痛感等异常变化时，应及时拔管。持续有创动脉血压监测时，如遇波形不准应及时冲洗管腔，调整导管插管位置及肢体位置。拔除动脉导管后，应按压穿刺部位5~10分钟，有凝血功能障碍者适当延长按压时间，以防出血及血肿形成。

4. 血液净化护理

（1）上机护理：评估深静脉导管通畅性，用生理盐水脉冲式冲洗深静脉导管待用。安装管路，动脉端用三通接头连接生理盐水，静脉端用2个三通接头分别连接生理盐水及5%碳酸氢钠，遵医嘱调节5%碳酸氢钠泵速。检查各处连接是否牢固，检查血液净化管路动静脉端压力、跨膜压。

（2）下机护理：用生理盐水冲洗深静脉导管动脉端后，再冲洗血液净化管路。用20ml生理盐水脉冲式冲洗深静脉置管双腔，确认无回血后用肝素盐水正压封闭管腔；关机并卸除装置。

（3）床旁血液净化监测：①密切监测患者的生命体征，如有异常及时通知医生。②血液灌流中可能会出现血小板减少，密切注意患者有无出血倾向，如牙龈出血、便血、尿血、意识改变等，谨防颅内出血。③严格无菌操作，监测体温，预防感染。④妥善固定血管通路，防止脱管，观察敷料情况，定期给予换药。⑤滤出液用含氯消毒液（2000mg/L）浸泡30分钟后再倾倒。⑥机器报警时，应及时寻找原因并进行处理。

5. 俯卧位通气

（1）俯卧位通气操作：操作前2小时停止鼻饲，翻身前夹闭或外接胃肠引流袋，充分清除气道及口、鼻腔分泌物，妥善固定各种管路，避免牵拉，充分镇静镇痛，血流动力学稳定后开始操作。至少由5人同时实施体位变换，方式如下：①1人位于患者床头，负责头部及气管插管；两侧各2人。②先调整为侧卧位，再转为俯卧位，在患者双肩、胸部、髂骨等受压部位垫软枕。③头偏向一侧，在受压侧头部垫上U形枕垫，防止气管导管受压。④双上肢平行置于身体或头部两侧。⑤完成后连接并打开所有静脉通路，妥善固定各类引流管。

（2）俯卧位通气监测：密切监测患者生命体征，若出现长时间心律失常、经皮动脉血氧饱和度（SpO_2）降低不能纠正，应立即停止。遵医嘱及时进行血气分析。全面检查所有管路的固定情况，适当抬高头部并空出眼与耳郭，观察受压部位皮肤情况，每2小时改变头部及上肢位置，预防压力性损伤。

6. 压力性损伤预防及护理　采用压疮评估工具定时定期

进行评估，并密切观察受压部位皮肤情况，每2小时改变头部及上肢位置，同时保持皮肤清洁干燥，避免局部不良刺激。对于易发生压疮的部位禁止按摩或用力擦洗，防止造成皮肤损伤。使用皮肤保护用品或采取隔离防护措施，预防皮肤浸渍。选择和使用合适的支撑面（气垫床、减压垫等）和/或预防性敷料进行防护。

对于已经形成的压疮，应定期评估压疮的部位、分期、大小、渗出及伤口周围情况等，根据患者情况选择合适的湿性敷料（水胶体敷料、藻酸盐敷料、泡沫敷料、银离子敷料等），重度压疮患者应定期对伤口进行清洁及清创。

7. 体外膜肺氧合护理

（1）管路护理技术：妥善固定管路，用面积大于10cm×15cm的无菌透明贴膜固定导管，做好插管深度交接班。保持管路通畅，观察泵的转速与流量，保证流量稳定和体外膜肺氧合的密闭性，避免管路打折与扭曲，保持泵与膜肺位置稳固，同时密切观察有无血栓、松动、渗漏等情况，有异常时及时给予处理。

（2）病情监测及护理：密切监测患者循环功能、氧代谢、灌注、凝血功能、血栓、尿量、尿色、意识等指标。观察穿刺部位有无活动性出血、渗血、肿胀等情况。常规每48小时换药一次，有少量渗血时可压迫止血，每24小时换药一次，伤口渗血较多时按需更换。尽量减少穿刺次数，吸痰、清洁口腔、留置胃管时，动作轻柔，预防出血。

（七）预防院内感染护理

1. 导管相关感染预防及处理　严格无菌操作，换药时戴无菌手套，首先使用75%乙醇浸湿的纱球消毒3遍、待干，然后使用含碘消毒剂或氯己定消毒剂浸湿的纱球消毒3遍、充分待干，消毒面积为以穿刺点为中心，直径≥15cm，并保证消毒面积大于覆盖敷料的面积。无菌敷料必须覆盖在无菌平面上。保持导管连接端口的清洁和无菌，注射药物前使用含碘消毒剂或氯己定消毒剂进行消毒，用力擦拭并待干大于15秒。

2. **呼吸机相关肺炎预防及处理**　严格无菌操作；床头抬高30°~45°；使用有消毒作用的口腔含漱液进行口腔护理，每日3~4次；保持适当的气囊压力25~30cmH$_2$O；鼻饲前应监测气囊压力，防止鼻饲液反流入肺而造成感染。

3. **导尿管相关泌尿系统感染预防及处理**　会阴部护理，1~2次/日，分泌物过多或大小便失禁等特殊情况增加频次；妥善固定尿液引流装置保持通畅；及时倾倒集尿袋；出现导尿管破损、无菌性和密闭性被破坏等情况时，应及时更换尿管；尽早拔除不必要的导尿管。

（八）心理护理

突发事件可造成严重而持久的精神损害，患者会产生巨大而持久的精神应激以及其他精神心理问题。护士应多关注患者，向患者讲解疾病相关知识与转归，加强与患者之间的沟通，减少其焦虑恐惧，配合治疗护理，并认真做好家属的思想工作。护士可借助心理学方法对不同心理特点的患者予以心理疏导。

1. **轻型、普通型患者**　营造温馨的环境，对患者进行疾病相关知识宣教，指导患者用科学的态度正确对待疾病，提高患者对疾病的认知水平，缓解患者的恐惧。与患者建立良好的信任关系，主动了解患者需求，鼓励患者通过手机等通讯设备与家人、朋友联系。指导患者进行心理放松训练，如渐进式肌肉放松、正念身体扫描练习等。及时识别患者的不良情绪，必要时鼓励患者寻求专业人员或心理热线的帮助。

2. 重型、危重型患者　给予患者准确的时间概念，清醒患者使其保持白天清醒、夜间休息的习惯。给予人性化的沟通关怀，可使用写字板、认字板、图示等与患者沟通。提供恰当的情感支持，鼓励患者树立战胜疾病的信心。

患者出现严重心理问题时，及时请专业心理医生给予疏导。

（九）标本采集及送检

1. 上呼吸道标本采集（咽拭子、鼻拭子）

（1）咽拭子采集要点：用拭子擦拭双侧咽扁桃体及咽后壁，取出时避免触及舌头、牙齿及口腔黏膜等处，将拭子头部浸入含3ml采样液的试管中，弃去尾部，旋紧管盖。

（2）鼻拭子采集要点：伸入距离为患者鼻尖到耳垂距离的一半，将拭子以垂直于面部的方向轻轻插入鼻腭处，在鼻腔内停留10~15秒后轻轻旋转3圈，将拭子头部垂直浸入含3ml采样液的试管中，弃去尾部，旋紧管盖。

2. 下呼吸道标本采集（痰标本）　留取标本前应漱口，将痰液收集于含3ml采样液的50ml螺口塑料管中，及时送检。呼吸道抽取物采集时，严格按照无菌操作原则进行吸痰。

3. 标本送检　标本送检前应注明样本编号、种类、姓名及采样时间，呼吸道标本应在拧紧试管盖后使用3层密封袋封装，在密封袋上张贴"新冠肺炎筛查"的提示标识，放入专用密封转运箱，尽快由专门的外勤人员或有醒目标识的气动传输泵桶运送。

（十）消毒隔离

1. **呼吸道隔离**　将患者置于有效通风的隔离病区，必要时安置于负压隔离病区；限制患者活动，减少转运；不同新冠病毒毒株患者分开隔离；无症状患者与有症感染患者分开隔离。医务人员严格执行区域划分流程，按程序做好个人防护，严格按照规定程序穿脱防护用品。

2. **常见污染对象的消毒**　常见污染对象主要包括室内空气，新冠肺炎患者的血液、分泌物、呕吐物和排泄物，地面、墙壁，物体表面，衣服、被褥等纺织品以及皮肤、黏膜等。消毒方法见表2-3-2。

表2-3-2　常见污染对象的消毒方法

污染对象	消毒方法
室内空气	无人条件下可选择过氧乙酸、二氧化氯、过氧化氢等消毒剂，采用超低容量喷雾法消毒
患者血液、分泌物、呕吐物和排泄物	①普通医院：用专门容器收集，用含氯消毒剂（20 000mg/L），按污染物、药比例1:2浸泡消毒2小时，之后按医疗废弃物集中处置；清除污染物后，应对污染的环境物体表面进行消毒；盛放污染物的容器可用含氯消毒剂（5000mg/L）溶液浸泡消毒30分钟，然后清洗干净。②传染病医院：具备符合传染病患者分泌物、排泄物等污水处理系统的医院，可直接将血液、分泌物、排泄物等倒入医院特殊污水处理系统中
地面、墙壁	有肉眼可见污染物时，应先清除污染物再消毒；无肉眼可见污染物时，可用含氯消毒剂（1000mg/L）或二氧化氯消毒剂（500mg/L）擦拭或喷洒消毒
物体表面	有肉眼可见污染物时，完全清除污染物再消毒；无肉眼可见污染物时，用含氯消毒剂（1000mg/L）或二氧化氯消毒剂（500mg/L）喷洒、擦拭或浸泡消毒，作用30分钟后清水擦拭干净

续 表

污染对象	消毒方法
衣服、被褥等纺织品	收集时避免产生气溶胶，建议按医疗废弃物集中焚烧处理。无肉眼可见污染物时，若需重复使用，可用流通蒸汽或煮沸消毒30分钟，或先用含氯消毒剂（500mg/L）浸泡30分钟，然后常规清洗，或采用水溶性包装袋盛装后直接投入洗衣机，同时进行洗涤消毒30分钟，并保持500mg/L的有效氯含量。贵重衣物可选用环氧乙烷方法消毒处理
皮肤、黏膜	①皮肤：立即清除污染物，再用一次性吸水材料蘸取0.5%碘伏或过氧化氢消毒液擦拭消毒3分钟以上，然后使用清水清洗干净。②黏膜：应用大量生理盐水冲洗或0.05%碘伏冲洗消毒

3. 尸体料理　用含氯消毒剂（3000~5000mg/L）或0.5%过氧乙酸棉球或纱布填塞尸体口、鼻、耳、肛门、气管切开处等所有开放通道或创口。用浸有消毒液的双层布单包裹尸体，装入双层尸体袋中，立即封闭。通知家属并征得同意后，由民政部门派专用车辆直接送至指定地点尽快火化。

4. 可重复使用的器械器具和物品　就地消毒预处理：采用1000mg/L的含氯消毒剂浸泡30分钟；重度污染采用2000mg/L的含氯消毒剂浸泡30分钟；不耐湿的物品采用1000mg/L的含氯消毒剂喷雾消毒方法，作用时间30分钟。消毒完毕使用双层防渗漏收集袋分层封扎，包外标注"新冠肺炎"标识。使用"特殊感染器械"专用密闭回收容器或密闭回收车，按指定路线单独回收，运送工具专用专放。采用1000mg/L的含氯消毒剂对回收容器和防渗漏收集袋外表面进行喷雾消毒处理。运送工具可采用1000mg/L的含氯消毒剂擦拭消毒，作用30分钟后再用清水擦拭，或直接进入大型清洗消毒器进行机械清洗热力消毒。

5. 医疗废弃物处理　"新冠肺炎"区域产生的废物均按医疗废物处理。医疗废物和生活垃圾分类收集，医疗废物使用专用包装袋、利器盒等收集，使用双层包装袋盛装医疗废物时，采用鹅颈结式封口，分层封扎。潜在污染区和污染区产生的医疗废物，在离开污染区前应对包装袋表面采用1000mg/L含氯消毒剂喷洒消毒或在其外面加套一层医疗废弃物包装袋。病原微生物标本应当在产生地点进行高压蒸汽灭菌或化学消毒处理，之后按感染性废物收集处理。

（十一）职业暴露处理

1. 皮肤暴露　立即清除污染物，使用吸水材料蘸取0.5%碘伏或3%过氧化氢消毒剂擦拭消毒3分钟，然后进行清水冲洗。

2. 眼暴露　立即使用大量生理盐水冲洗。

3. 锐器伤　在病区相对清洁区内逐层脱下手套，采用近心端向远心端挤压，使用皂液、流动水冲洗，采用75%乙醇或0.5%碘伏消毒，包扎后重戴双层手套，按照流程脱防护用品，根据暴露源进行处置。

4. 呼吸道暴露　使用大量生理盐水或双氯水漱口，用0.5%碘伏擦拭鼻腔。

一旦发生以上暴露事件，除进行以上紧急处理外，应立即进行上报，评估是否需要医学观察，如需观察，驻地单间隔离14天，有症状应及时就诊。

（十二）患者管理

1. 外出检查管理　使用相对独立通道护送转运，转运过程中密切监测患者生命体征，必要时持续给氧。

2. 环境消毒 用含氯消毒剂（1000mg/L）或二氧化氯消毒剂（500mg/L）擦拭或喷洒地面消毒。可选择过氧乙酸、二氧化氯、过氧化氢等消毒剂，采用超低容量喷雾法对空气进行消毒。

3. 出院护理 患者至指定地点沐浴，沐浴后换洗清洁衣裤，并在外穿戴一次性防护服、帽子、口罩及鞋套等。患者离开污染区前脱掉防护用品，放入双层垃圾袋内，按医疗废物处理。

4. 物品管理 拟带出病区物品与患者共同清点，进行消毒。

（十三）尸体料理

1. 清洁尸体

（1）撤去一切治疗用品（如输液管、氧气管、导尿管等）。

（2）体位：将床支架放平，使尸体仰卧，头下置一软枕，留一层大单遮盖尸体。

（3）清洁面部，整理遗容：清洁尸体面部，有义齿者代为装上，闭合口、眼；若眼睑不能闭合，可用毛巾湿敷或于上眼睑下垫少许棉花，使上眼睑下垂闭合；嘴不能闭紧者，轻揉下颌或用四头带固定。

（4）堵塞孔道：用血管钳将棉花垫塞于口、鼻、耳、肛门、阴道等孔道。

（5）清洁全身：脱去衣裤，擦净全身，更衣梳发。用松节油或乙醇擦净胶布痕迹，有伤口者更换敷料，有引流管者应拔出后缝合伤口或用蝶形胶布封闭并包扎。

（6）包裹尸体：为死者穿上尸衣裤，把尸体放进尸袋里拉锁拉好。也可用尸单包裹尸体，须用绷带在胸部、腰部、踝部固定。

（7）交接尸体：协助移动尸体至停尸箱内，做好与殡仪服务中心或殡仪馆的交接。

（8）操作后处理：处理床单位，非传染病患者按一般出院患者处理，传染病患者按终末消毒方法处理；整理病历，完成各项记录；按出院手续办理结账；体温单上记录死亡时间，注销各种执行单（治疗、药物、饮食卡等）；整理患者遗物交予家属，若家属不在，应由双人清点后，列出清单交护士长妥善保管。

2. 受污染的尸体　穿相应防护设备进行尸体回收、转移、消毒和处理。

第四节　肉毒毒素中毒

一、概述

肉毒毒素亦称肉毒神经毒素，是由肉毒梭菌在厌氧环境下繁殖过程中产生的一种神经毒素蛋白，也是目前已知毒性最强的毒素之一。肉毒毒素可以经消化道摄入、呼吸道吸入、伤口或眼等吸收而导致中毒。生物恐怖袭击可通过污染食物和水源，或小范围气溶胶方式施放，导致受袭者因摄入受污染的食物、水或经呼吸道吸入造成肉毒毒素中毒。食源性感染潜伏期一般为12~48小时，最短2小时，最长可达10天以上。

肉毒毒素分子是由50kD的轻链和100kD的重链经二硫键链接而组成的多肽分子。轻链含有可高选择性酶切SNAP受体蛋白（SNARE）的锌肽链内切酶，是肉毒毒素的有毒催化结构域。重链由N端跨膜转运域和C端受体结合域组成，是肉毒毒素选择性结合神经细胞的关键结构。其中，N端跨膜转运域主要功能是将肉毒毒素分子跨膜转运入神经元，C端受体结合域的作用是使肉毒毒素分子与神经元细胞表面的受体结合。

肉毒毒素依抗原性不同，可分为A、B、Ca、Cb、D、E、F、G 8个类型，引起人类中毒的主要是A、B型和E型。对神经组织亲和力以A型最强，E型次之，一般对人的致死量为0.1μg。各型肉毒毒素具有相同的作用方式。肉毒毒素进入血液循环后，主要作用于脑神经核、外周神经、神经肌肉接头处及自主神经末梢，抑制胆碱能神经传导介质乙酰胆碱的正常释放和传递，影响副交感神经系统和其他胆碱能神经支配的生理功能，引起延髓麻痹、肌肉松弛、呼吸衰竭而死亡。

二、临床表现

通常情况下，肉毒毒素中毒起病急，潜伏期一般为12~16小时，以中枢神经症状为主。轻度中毒者仅有眼肌受累症状，可表现为上睑下垂、复视、视物模糊、瞳孔对光反射迟钝等。中度中毒者除了眼肌受累外，可出现口咽部肌肉受损，表现为咀嚼及吞咽困难、言语不清、流涎等。重度中毒者在以上症状基础上伴有呼吸肌受累表现，出现胸闷、憋气、发绀以致周围性呼吸衰竭。

此外，肉毒毒素中毒后，因胆碱能神经传递阻断，中毒者还可表现出腹胀、尿潴留、唾液及泪液减少。食源性肉毒毒素中毒在发病前可有腹痛、腹泻、恶心和呕吐等消化系统症状，部分患者可伴有头晕。中毒者的死亡原因多为呼吸中枢麻痹、心力衰竭或继发肺炎。

三、诊断

（一）现场诊断

通过病原菌检查及肉毒毒素检测，可以明确肉毒毒素中毒的诊断及肉毒毒素的血清型。

1. **病原菌检查**　取可疑食物以及患者的呕吐物、排泄物、感染伤口分泌物等，进行厌氧菌培养，检出可疑致病菌。

2. **肉毒毒素检测**　对于食源性、创伤性或医源性肉毒毒素中毒者，可取患者的血液、伤口分泌物和排泄物进行肉毒毒素检测，包括小鼠生物检测法、酶联免疫吸附试验、测流实验和其他检测方法。小鼠生物检测法是检测肉毒毒素和诊断肉毒毒素中毒的"金标准"。

（二）实验室诊断指标

对于疑为肉毒毒素中毒的患者，应仔细询问病史，如是否食用过不洁食物，以及是否有肉毒毒素注射史等。根据可疑物质接触史以及急性、对称性、下行性迟缓性瘫痪和神经电生理检查结果，可作出诊断。对于有条件者，可进一步进行病原菌检查和肉毒毒素检测以进一步明确诊断。同时，需要与兰伯特-伊顿（Lambert-Eaton）肌无力综合征、吉兰-巴雷综合征或重症肌无力等疾病进行鉴别，见表2-4-1。

表2-4-1　鉴别诊断要点

鉴别要点	肉毒毒素中毒	重症肌无力	吉兰-巴雷综合征	兰伯特-伊顿肌无力综合征
起病方式	急性	慢性	急性/亚急性	慢性
前驱病史	肉毒毒素暴露	无	感染	大多合并有肿瘤，尤其是肺部肿瘤
瘫痪方式	有序的下行性发展	非有序的下行性发展	上行性，由远端向近端发展，极少以脑神经受累起病	以肢体为主，脑神经一般不受累
感觉障碍	无	无	多见	无

续　表

鉴别要点	肉毒毒素中毒	重症肌无力	吉兰-巴雷综合征	兰伯特-伊顿肌无力综合征
神经功能障碍	可有	无	可有，但不会影响瞳孔对光反射	可有，以口干和性功能障碍为主
血液检查	无异常	相关自身免疫抗体阳性	可无异常	相关肿瘤标志物阳性
脑脊液常规	无异常	无异常	可见蛋白细胞分离现象，但早期可正常	无异常
神经电生理检查	突触前膜损害	周围神经损害	突触后膜损害	与肉毒毒素中毒类似，但高频重复神经电刺激后，肌内动作电位波幅递增明显

四、救治原则

现场有或无肉毒毒素流行病学接触史，有典型的临床表现应考虑为肉毒毒素暴露疑似病例。若发生肉毒毒素气溶胶恐怖攻击，应佩戴防护面具或高效微粒空气过滤防护口罩。尽快注射肉毒抗毒素是唯一的特异性治疗方法。

（一）肉毒毒素中毒患者转运及防护

1. 专用救护车　对确诊及疑似病例安排专用救护车辆在规定时限内转运至定点医疗机构或集中隔离场所，尽快转运至定点医院。

2. 疫情上报　肉毒毒素中毒属于公共卫生事件，一旦发现疑似或确诊病例，必须上报各级疾病预防控制中心，开展流行病学调查，以防出现更多病例。接收了肉毒毒素中毒的疑似或确诊病例的机构，也应按照传染病疫情报告的规定，及时向当地疾病预防控制机构和卫生行政部门报告。

3. 医护人员防护　建议穿戴工作服、一次性工作帽、一次性手套、防护服、医用防护口罩或动力送风过滤式呼吸器、防护面屏或护目镜、工作鞋或胶靴、防水靴套等，再用普通肥皂水彻底冲洗，可除去99.9%的毒素污染物。

（二）转运车辆及装备洗消

救护车洗消：气溶胶污染时立即封闭，并用2% NaOH溶液喷雾和紫外线照射污染区域，24小时后再进行终末消毒。

（三）迅速清除毒物

对于食源性肉毒毒素中毒者，在食入可疑物后4小时内可进行洗胃；对于无肠梗阻的患者，可行导泻和灌肠，以破坏胃肠内尚未被吸收的毒素。对于创伤性肉毒毒素中毒者，应仔细清创，并行切开引流。如果无继发感染，则不推荐使用抗生素，因为抗生素在杀灭细菌时可能导致毒素释放增加而加重患者病情。

（四）抗毒治疗

肉毒抗毒素治疗是治疗肉毒毒素中毒最有效的方法，应尽早开始。由于抗毒素仅能中和循环中的毒素，对于已摄入神经末梢的毒素无效，因此抗毒素不能逆转患者的瘫痪症状，但可阻止瘫痪的进展。

（五）生命支持

在对症治疗的基础上，积极防治并发症，治疗基础疾病，预防呼吸肌麻痹，严重呼吸困难者及时进行无创或有创机械通气。

1. 呼吸支持　症状较轻者，可予以鼻导管高流量氧疗，对症支持治疗即可。若患者呼吸急促，鼻导管氧疗效果较差，应及时进行面罩吸氧或无创机械通气。若患者无创机械通气血氧、血压仍然持续下降，应考虑气管插管，必要时行气管切开，同时给予升压药，缓解患者的呼吸肌麻痹症状。

此外，严重的肉毒毒素中毒者可出现呼吸肌麻痹而导致呼吸衰竭，且病情稳定者亦可出现病情的突然恶化，所以应密切观察病情，严密监测经皮动脉血氧饱和度（SpO_2）并进行血气分析，同时评估肺活量和最大吸气压等。

2. **营养支持** 对于吞咽困难者，应注意保持其口腔清洁，避免误吸。对于无法进食的患者，可给予鼻饲治疗。曾有研究对肉毒毒素中毒者行胃–十二指肠镜检查，结果未发现食管和胃幽门等部位的蠕动，因此在进行肠内营养时，最好留置鼻空肠管或采用空肠造瘘。如果患者出现麻痹性肠梗阻，则应进行肠外营养。建议在营养科医生的指导下进行肠内和肠外营养。

（六）并发症护理

肉毒毒素中毒最常见的并发症为感染，主要包括吸入性肺炎和尿路感染，其次为急性肺水肿和急性呼吸窘迫综合征。对于合并感染的患者，通过病原菌检查及肉毒毒素检测，明确肉毒毒素中毒的诊断及肉毒毒素的血清型，选择敏感抗生素进行治疗，但禁用氨基糖苷类、四环素和多黏菌素等会影响神经肌肉接头处兴奋传递的抗生素。

（七）康复护理

针对患者的肌无力症状，必须进行长期的物理治疗和康复治疗。在发病后3个月内开始康复治疗，可取得最佳疗效；在发病后1年内进行康复治疗，有助于肌力恢复。

五、院内救治流程

肉毒毒素中毒的治疗主要包括肉毒抗毒素治疗和支持治疗。对于轻、中度肉毒毒素中毒患者，可收入普通病房。护理人员需要做好心理护理，保持患者呼吸道通畅，做好消毒隔离工作，加强生活护理，重视营养支持治疗。对于重度肉毒毒素中毒患者，建议收入重症监护病房。治疗团队应由富有经验的临床医生（神经科、呼吸科、感染科、心血管科等）、营养科医生、康复科医生和护士所组成。具体院内救治流程见图2-4-1。

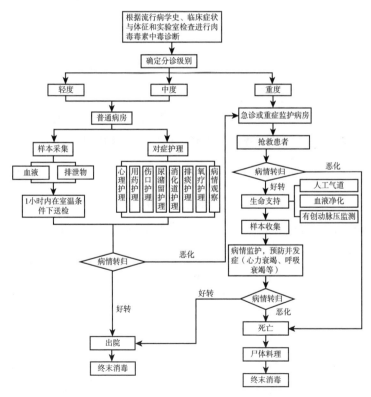

图2-4-1　肉毒毒素中毒患者院内救治流程

六、关键护理措施

（一）病情观察

密切观察患者病情变化，动态记录患者呼吸、血氧饱和度等生命体征，关注患者有无咀嚼及吞咽困难、言语不清、流涎、呼吸肌受累等中、重度中毒表现。

（二）消化道护理

1. 洗胃护理　对于食源性中毒4小时内患者进行洗胃，洗胃前进行催吐，或洗胃时抽空胃内容物，使用1%~2%的碳酸氢钠或1：5000的高锰酸钾溶液洗胃。为破坏和氧化外毒素，可反复洗胃。

2. 导泻护理　可使用硫酸钠导泻，洗胃后给予药用炭25~30g吸附毒素，同时使用番茄叶、蓖麻油导泻。

3. 灌肠护理　发病后无大便者给予1%~2%碳酸氢钠或1：5000高锰酸钾溶液进行灌肠，以促进毒物排出。

（三）伤口护理

1. 仔细检查　对于可疑的创伤性肉毒毒素中毒患者，应仔细检查患者的皮肤，以免遗漏细小的伤口或被肉毒毒素污染的静脉注射点。

2. 清洗　彻底清洗可能被肉毒梭菌孢子污染的伤口。

3. 清创　配合外科医生对患者伤口进行清创。

（四）用药护理

1. 肉毒抗毒素　注射肉毒抗毒素之前应进行皮试。若皮试（+），需进行脱敏治疗，具体流程如下：①0.9%氯化钠注射液0.18ml+肉毒抗毒素（单价A型）0.02ml皮下注射，观察30分钟。

②0.9%氯化钠注射液0.36ml+肉毒抗毒素（单价A型）0.04ml皮下注射，观察30分钟。③0.9%氯化钠注射液0.72ml+肉毒抗毒素（单价A型）0.08ml皮下注射，观察30分钟。④剩余全部肉毒抗毒素（单价A型）3.86ml肌内注射。若皮试（－），选用肌内注射，注射后应严密观察患者有无不良反应。

2. 抗生素　对于肉毒毒素中毒的患者，勿给予抑制神经肌肉接头功能的抗生素，比如氨基糖苷类、克林霉素和多粘菌素B。创伤性肉毒毒素中毒患者首选青霉素，如果患者对青霉素过敏，给予甲硝唑。

3. 人肉毒免疫球蛋白　月龄<12个月的婴儿可以使用人源性冻干肉毒免疫球蛋白。单瓶包装的人源性冻干肉毒免疫球蛋白含量为100mg±20mg，2~8℃储藏。使用时用2ml灭菌注射用水溶解，溶解后2小时内使用，溶解后不宜储藏。

（五）氧疗护理

参见第二篇第三节。

（六）人工气道管理

参见第二篇第三节。

（七）排痰护理

参见第二篇第三节。

（八）营养支持

参见第二篇第三节。

（九）尿潴留护理

需经尿道口导尿，定期更换尿管，做好局部的清洁和消毒。

对于需要更长时间导尿的患者，可能要考虑耻骨上膀胱造口。对于膀胱造口的患者，特别注意无菌操作。定期放尿、更换集尿袋、多饮水、尿袋的正确放置等，以预防尿路感染。

使用抗反流尿袋；每日2次会阴冲洗；定期进行尿培养；定期更换尿管及集尿袋；若病情允许应鼓励患者每日摄入2000ml以上水（包括口服和静脉输液等）；保持引流通畅，避免尿管受压、扭曲、堵塞；集尿袋妥善固定在低于膀胱的位置；根据病情尽早拔除尿管。

（十）有创动脉压监测

参见第二篇第三节。

（十一）样本采集及送检

1. 血液 应在患者用药前早期采取血液，抗体检查要采集发病5天内和恢复期双份血清，全血在分离血清前不要冷冻。

2. 排泄物 尿液：一般留取中段尿，采样前使用清水清洗尿道口及局部，接中段尿30~50ml，留取标本后尽快送检，最长不超过30分钟。粪便：取脓血、黏液或稀软部分，置于2ml冻存管中冷藏保存。

3. 送检 要求在室温条件下1小时内送检。

（十二）心理护理

突发事件可造成严重而持久的精神损害，暴露患者会产生巨大而持久的精神应激以及其他精神心理问题。护士应多关注患者，向患者讲解疾病相关知识与转归，加强与患者之间的沟通，减少其焦虑恐惧，配合治疗护理，并认真做好家属的思想工作。护士可借助心理学方法对不同心理特点的患者予以心理疏导。

1. **解释**　讲解疾病相关知识，加强与患者之间的沟通，缓解其焦虑、恐惧情绪，配合治疗及护理，提升患者战胜疾病的信心。

2. **放松训练**　放松应自上而下、循序渐进地进行，注意力集中于待训练肌群，按照手和前臂、头部、躯干部、下肢，共16组肌肉的顺序依次绷紧肌肉，每个肌群训练持续5~10秒，然后放松，体验肌肉的紧张和放松，然后逐步加深肌肉松弛，直至达到全身放松的效果。

3. **想象技术**　引导患者产生积极的想象，缓解患者的焦虑、紧张的情绪。

4. **自我暗示**　不断给予患者正面信息，进行积极的自我暗示，树立战胜疾病的信心与信念。

5. **音乐疗法**　通过舒缓、放松的音乐，转移患者注意力，帮助患者减轻疾病带来的痛苦。

患者出现严重心理问题时，及时请专业心理医生给予疏导。

第五节　炭　　疽

一、概述

炭疽是一种古老的人兽共患疾病，又名脾脱疽。炭疽杆菌是炭疽的病原体。炭疽杆菌为需氧杆菌，革兰染色阳性，产芽孢，不运动。炭疽杆菌的菌体大小为（1.0~1.5）μm×（5.0~8.0）μm，两端平齐，是形体最大的致病菌之一。过氧乙酸、甲醛、环氧乙烷、0.1%碘液和含氯消毒剂杀灭芽孢效果较好。煮沸10分钟、干热140℃3小时可杀死芽孢。炭疽杆菌对青霉素敏感，对链霉素、四环素、红霉素、卡那霉素等也敏感。

炭疽杆菌感染途径多样，人畜皆可罹患。自然感染途径包括皮肤、胃肠道和呼吸道接触，往往由于操作污染的动物尸体和皮毛，接触感染动物污染的土壤等。呼吸道吸入8000个炭疽杆菌的芽孢即可感染，但皮肤型和胃肠型炭疽的感染量目前仍不明确。人群普遍易感。炭疽杆菌芽孢抵抗力强，易于保存运输，可以污染土壤、水源，以气溶胶形式释放，且炭疽杆菌芽孢造成的污染不易清除。因此，炭疽杆菌是经典的生物毒剂。用于生物袭击的可能是耐药变异菌株。

炭疽杆菌感染后临床上主要表现为皮肤坏死、溃疡、焦痂和周围组织广泛水肿及毒血症症状，皮下及浆膜下结缔组织出血性浸润，严重者可造成肺、肠和脑膜的急性感染，并可伴败血症。潜伏期一般为1~7日，但多在暴露于病原体后2日发病，最长可达12日。潜伏期的长短取决于感染细菌的数量、感染途径和个体免疫状态等因素。

二、临床表现

（一）皮肤炭疽

炭疽最常见的类型。炭疽杆菌芽孢侵入皮下后，可出现自然发生的皮肤炭疽病例，这通常是接触患病动物或受染动物制品所致。皮肤割伤或擦伤会增加易感性。皮肤炭疽的潜伏期为1~12日，通常为5~7日。超过90%的皮肤炭疽病灶发生于暴露部位的皮肤，在面、颈、手或前臂等暴露部位出现红斑、丘疹和水疱，周围组织肿胀及浸润，继而发生中央坏死，形成溃疡性黑色焦痂，焦痂周围皮肤发红、肿胀，但是疼痛不显著。该部位的淋巴结肿大且常化脓，伴发热、头痛、关节痛等。少数严重病例中，局部呈大片水肿和坏死。焦痂伴广泛性水肿是皮肤炭疽的标志特征。

（二）肺炭疽

由吸入含有炭疽杆菌芽孢的微粒所致。在有受污染动物制品（如羊毛、毛发或兽皮）的环境中工作时，若炭疽杆菌芽孢雾化，则可能发生感染。肺炭疽的潜伏期为1~7日。该病的病程通常为双相。肺炭疽的前驱症状具有非特异性，且因人而异。主要临床表现为高热、呼吸困难，可有胸痛和咳嗽，咳黏液血痰；肺部常只有散在的细湿啰音，X线片主要表现为纵隔影增宽，常见胸腔积液。通常与其他炭疽类型一样，血行播散可导致其他器官系统的病变，包括出血性脑膜炎和黏膜下消化道病变。

（三）肠炭疽

发热，腹胀，腹部剧烈疼痛，腹泻，通常为血样便或血水样便，可有恶心、呕吐，呕吐物中可含有血丝及胆汁。可伴有消化道以外症状和体征。

（四）脑膜炎型炭疽

可继发于各型炭疽，也可直接发生。表现为剧烈头痛，呕吐，颈项强直，继而出现谵妄、昏迷、呼吸衰竭，脑脊液多为血性。

（五）败血症型炭疽

可继发于各型炭疽，也可直接发生。表现为全身毒血症症状，如高热、头痛、呕吐、感染性休克、出血和弥散性血管内凝血等。

三、诊断

（一）现场疑似诊断

具有皮肤炭疽临床症状中的典型皮肤损害，或具有流行病学线索。①生活在已证实存在炭疽的地区。②在发病前14日到达过已证实存在炭疽的地区。③从事过与皮毛等畜产品密切接触的职业。④接触过可疑的病、死动物或其残骸，使用过可疑的病、死动物肉类或其制品。⑤在可能被炭疽芽杆菌污染的地区从事耕耘或挖掘等操作，并具有肺炭疽、肠炭疽、脑膜炎型炭疽、败血症型炭疽的临床表现之一，可进行现场疑似诊断。

（二）实验室诊断指标

根据检验目的不同，可以采集以下不同种类的标本。所有标本采集时应注意自身防护，小心操作，避免产生气溶胶、扩大污染。除现场使用的标本外，所采集标本应保存在低温环境（4℃），并尽快转移至有防护条件的实验室进行进一步检验。标本种类如下。①新鲜标本：包括人或动物（接收治疗或未接收治疗）的病灶渗出液、血液、脑脊液、呕吐物或排泄物等。②陈旧标本：包括人或动物尸体的皮、骨、脏器或血块等。③外环境标本：包括土壤、污水、粪便、植物、动物皮毛以及空气等。

1. 现场检验　显微镜检查采集标本的革兰染色、芽孢染色或荚膜染色结果等初步判断。

2. 病原学检验　使用人工鉴别培养基分离炭疽杆菌，并与近缘的芽孢杆菌进行鉴别试验（如溶血性、荚膜、噬菌体裂解等），必要时进行动物试验。

3. 免疫学检验　可以检查患者血清中炭疽杆菌荚膜的抗体、保护性抗原的抗体等，也可以用合适的抗体检测标本中可能含有的炭疽杆菌抗原。

4. 具有实验室诊断指标中第一条现场检验中镜检结果及5条临床表现中的任意一条即可诊断为临床确诊病例，临床诊断病例加实验室诊断指标第1~3条中任一项阳性即可明确诊断。

四、救治原则

救治总体原则：隔离患者，尽早治疗，早期杀灭体内细菌，中和体内毒素，抗平滑肌痉挛，维持呼吸功能，后期防止发生并发症。

（一）确诊患者及疑似患者转运及防护

安排专用救护车辆在规定时限内转运至定点医疗机构或集中隔离场所，严密隔离，对症支持，积极抗菌，转运过程中应严格落实个人防护及车辆消毒措施。

（二）确诊患者及疑似患者转运中治疗

1. 呕吐、腹泻或进食困难者，适当静脉补液，以维持水、电解质及热量平衡。

2. 出血、休克或有神经症状者，采用止血、抗休克、镇静、降低颅内压等治疗。

3. 皮肤恶性水肿者，可短期应用糖皮质激素治疗，以控制局部水肿的发展及减轻毒血症症状。

4. 高热、惊厥者，可给予退热药及镇静药。

5. 颈部重度肿胀致呼吸困难者，可考虑气管插管有创机械通气。

（三）确诊患者及疑似患者转运中注意事项

1. **救护车洗消** 10%漂白粉液喷雾消毒作用30~60分钟后用清水喷洒，24小时后再进行终末消毒。

2. **医护人员防护** 建议穿戴工作服、一次性工作帽、一次性手套、防护服、医用防护口罩或动力送风过滤式呼吸器、防护面屏或护目镜、工作鞋或胶靴、防水靴套等。

3. **疫情报告** 接收了炭疽杆菌的疑似或确诊病例的机构都应按照传染病疫情报告的规定，及时向当地疾病预防控制机构和卫生行政部门报告。

（四）抗菌治疗

病原菌治疗首选青霉素。

（五）抗炭疽血清治疗

抗炭疽血清对中和体内毒素、降低持续高热、消除严重水肿、恢复心血管功能有特殊作用。

（六）对症处理

预防和抢救感染性休克和弥散性血管内凝血最为重要。对营养摄取不足或呕吐、腹泻严重者，应静脉补液调节电解质平衡；对呼吸困难者，应取坐位，吸痰，保持呼吸道通畅，并及时给氧和呼吸中枢兴奋药；对出血严重者，给予适当输血；对头痛、烦躁不安者，给予镇静和镇痛药；对有脑膜刺激征和颅内压增高者，应给予脱水药。氢化可的松每日200~300mg静脉滴注，对抑制局部水肿的发展和减轻毒血症症状有一定疗效。

（七）局部病灶处理

对皮肤炭疽的局部病灶除取样作诊断外，切忌挤压和外科手术切开引流，以防止败血症和混合感染，肿胀部位可用冷敷法消肿。皮肤病灶应保持创面清洁，可用1∶2000高锰酸钾溶液洗涤，再用无刺激性软膏。

五、院内救治流程

炭疽杆菌感染途径多样，一旦怀疑患者为炭疽杆菌感染，需要立即进行流行病学调查，并根据患者病情程度、临床表现进行相应的救治，具体流程见图2-5-1。

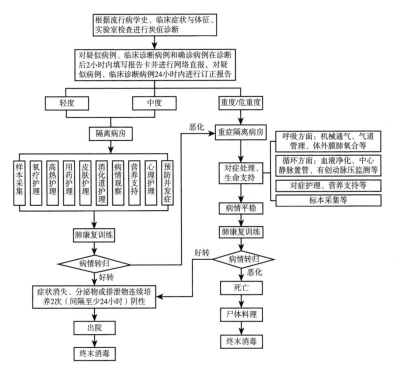

图2-5-1 炭疽患者院内救治流程

六、关键护理措施

（一）氧疗护理

参见第二篇第三节。

（二）高热护理

参见第二篇第三节。

（三）病情观察及预防并发症

1. 肠出血和肠穿孔　注意观察患者有无血便、血水样便症状，通过听肠鸣音、触诊腹部，观察是否肠鸣音亢进或者肠鸣消失、腹部肌紧张、压痛以及反跳痛等情况，及早发现肠出血和肠穿孔的征象。

2. 炭疽杆菌脑膜炎　注意患者有无头晕、头痛及程度，是否有颈部强直、恶心、呕吐等脑膜炎引起中枢神经系统改变的症状。

3. 出血护理　出血者可酌情选用维生素 K_1、氨基己酸或氨甲苯酸，严重者可予以输血治疗。有明显毒血症症状者，可给予氢化可的松 100~300mg/d 或地塞米松 5~10mg/d，分 1~2 次静脉滴注，或泼尼松 30~60mg/d，分 1~2 次口服，疗程 1~3 日。合并弥散性血管内凝血依不同病情应用肝素，或用 6– 氨基己酸（抗纤溶）等对症治疗。

4. 感染性休克　帮助患者采取休克体位、遵医嘱补充血容量、应用抗感染药、补充液体纠正酸碱平衡失调、观察患者体温、监测血糖、遵医嘱予患者镇痛、镇静。

（四）皮肤护理

1. 伤口护理　忌搔抓，保持手的清洁。常为儿童修剪指甲，婴幼儿可包裹双手或戴布手套，避免抓伤引起感染。疱疹破溃者局部可涂抹2%安尔碘，有感染者可涂抹抗生素软膏。可用消毒液，如1∶2000高锰酸钾溶液，或2%过氧化氢溶液，或抗生素软膏，创面用四环素软膏纱布片覆盖后包扎。

2. 肿胀护理　患肢可予以固定和抬高。若出现严重、弥漫性水肿，在应用有效抗菌药的前提下可酌情应用糖皮质激素减轻炎症反应。颈部重度肿胀影响呼吸道通畅者，可考虑气管插管或气管切开。

（五）用药护理

1. 免疫治疗　因抗生素只对炭疽杆菌有效，而对炭疽毒素无效，故重症病例可在应用抗生素治疗的同时加用抗炭疽血清中和毒素。原则是早期给予大剂量，第1日2mg/kg，第2~3日1mg/kg，连用3日。应用前必须先做过敏试验。

2. 抗生素治疗

（1）预防性服药：给予氟喹诺酮，如氧氟沙星0.4g，每日2次，或环丙沙星0.5g，每日3次口服，连续服用3日。不宜应用氟喹诺酮者，可选用四环素、大环内酯类或头孢菌素类进行预防。

（2）皮肤炭疽及轻症胃肠炭疽：首选青霉素，每日240万~320万单位，分3~4次，肌内注射，疗程7~10日。恶性水肿者，每次200万~300万单位，加入200ml葡萄糖内静脉滴注，1日4次。

（3）经验性用药：对于怀疑或不能排除炭疽杆菌脑膜炎的炭疽病例，经验性治疗应包括至少3种抗菌药（2种杀菌药和

1种蛋白质合成抑制药，以减少外毒素产生），所有抗菌药都应具有良好的中枢神经系统穿透性。美国疾病预防控制中心的推荐方案包括环丙沙星、美罗培南和利奈唑胺／克林霉素／利福平，疗程至少为2周或直至病情稳定。

（4）血管活性药：严格掌握血管活性药的适应证。血管活性药应尽量低浓度、小剂量、短时间使用，停药时要逐渐减量，不宜骤停。使用期间严密监测患者的血压、心律、心率、尿量、末梢温度、酸碱平衡、皮肤情况等。

（六）消化道护理

给予患者易消化饮食，注意入量和水及电解质平衡。给予足量B族维生素、维生素C。对不能进食者或有呕吐、腹泻的患者，应予静脉补液。若患者出现腹泻，应进食柔软、少渣食物；一旦出现血便，停止进食、水，给予肠外营养支持。遵医嘱给予相应处理，并观察血便的颜色、性质和量的改变。

（七）营养支持

参见第二篇第三节。

（八）心理护理

参见第二篇第四节。

（九）预防院内感染护理

参见第二篇第三节。

（十）标本采集

1. 皮肤涂抹样本　有皮肤炭疽表现的病例，在水疱期，使用2支无菌棉拭子采集疱疹内液体，也可使用无菌注射器抽取。

结痂期则需小心提起焦痂，用无菌棉签在患处转动2~3次，采集焦痂下的分泌物或渗出液。拭子样本应直接置于干燥无菌的离心管中，或者使用无菌生理盐水浸湿的无菌棉拭子涂抹焦痂表面和周围皮肤。

2. 痰液样本　疑似肺炭疽病例可采用自然咳痰法采集痰液样本。患者用力吸气后咳出1~2口痰，样本须放置在干燥无菌的离心管中。痰液收集困难时，可使用无菌棉拭子刺激喉部引起咳嗽反射，用无菌棉拭子采集样本，放入干燥无菌的离心管中；昏迷患者可用负压吸引法采集痰液。肺炭疽患者，特别是早期肺炭疽患者的痰液和咽拭子检出阳性率较低，应尽量采集胸腔积液样本。

3. 血液样本　按照标准静脉血采血程序，采集疑似炭疽病例3~5ml静脉血。对于有皮肤炭疽表现的病例，采血部位应选择在远离皮损附近可能被污染的区域。使用非抗凝分离胶采血管，分别在急性期和发病后1~2周（恢复期）采集双份血清。

4. 粪便及呕吐物样本　肺炭疽病例有肠道症状者，采用常规方法采集粪便样本和呕吐物样本。挑取5~10g样本放入干燥无菌的离心管中，粪便尽量选取有脓血等病理变化的部位。采集样本时应避免消毒剂、尿液等影响。

（十一）标本送检

1. 样本送检单　样本送检单上至少包括病例信息（姓名、性别、年龄等）、样本信息（样本送检编号、样本类型）、采集信息（采样单位、采样时间、采样地点、采样部位）以及送检信息（送检单位、送检时间、送检人）。

2. 样本标识　样本采集容器外表面显著位置应清晰、准确标注样本送检编号，并与样本送检单上的信息保持一致。

3. 样本包装　标本应在拧紧试管盖后使用3层密封袋封装，在密封袋上粘贴"炭疽标本筛查"的提示标识，放入专用密封转运箱，应尽快由专门的外勤人员运送。

4. 样本运送要求　运输时间在1小时内，可以直接室温运送，如运输时间超过1小时，应在2~8℃运输。

5. 样本交接　样本送达实验室后，样本运送人员须与收样人员交接样本。

（十二）消毒与隔离

1. 严密隔离　应将患者置于有效通风的隔离病区，必要时可安置于负压隔离病区。限制患者活动，减少转运。医务人员严格执行区域划分流程，按程序做好个人防护，严格按照规定程序穿脱防护用品。二级防护：在一般防护基础上增加N95口罩、帽子、隔离衣、双层手套。

2. 衣物等纺织品　尽可能采取高压消毒或焚毁，不能采取上述措施的有价值的物品，可以使用环氧乙烷熏蒸消毒。

3. 尸体料理　肺炭疽患者死亡后，有出血迹象的孔道应以浸透消毒剂的棉花填塞，尸体以塑料袋装或以浸透消毒剂的床单包裹后火化。

4. 环境终末消毒　患者出院或死亡，应对病房环境进行终末消毒，直到连续3次、每次间隔24小时检测无炭疽杆菌检出为止。

5. 隔离解除　肺炭疽患者出院必须待症状消失、分泌物或排泄物连续培养2次（至少间隔24小时）阴性。

（十三）密切接触者及共同暴露者管理

1. 密切接触者的判定　密切接触者指发现可疑肺炭疽患者时，自患者出现症状以来，患者的家人、护理人员、直接接触患者的医护人员或接触患者污物的人员、与患者同处一室或相处距离5m以内的人员。

2. 隔离方式　可以选择居家隔离，也可以采取集中隔离的方式。至少每日1次测量体温和询问健康状况。有发病迹象者，应立即作为疑似病例进行隔离治疗。隔离期限为末次接触后12日。

3. 共同暴露人员管理　应采取集中隔离的方式进行隔离观察，并评估发病风险，判断是否需要进行预防性服药，隔离期间至少每日1次测量体温和询问健康状况。有发病迹象者，应立即作为疑似病例进行诊断和治疗。

4. 预防性服药　对曾经与肺炭疽患者共同居住或护理过患者的高度密切接触者，可给予氧氟沙星0.4g，每日2次，或环丙沙星0.5g，每日3次口服，连续3日。不宜应用氟喹诺酮者，可选用四环素、大环内酯类或头孢菌素类进行预防。应用抗生素时应关注有禁忌证者和特殊人群。对污染物品和炭疽患者的接触者，需要预防性给予上述抗菌药。一般的接触者，可以给予口服抗菌药，按一般剂量，根据严重程度用药3~7日。但可能直接吸入了被炭疽杆菌污染的物品者，应当给予注射抗生素。

5. 隔离解除　肺炭疽患者出院必须待症状消失、分泌物或排泄物连续培养2次（间隔至少24小时）阴性。

第六节 生物突发事件救治过程中应急预案

一、生物突发事件院前救治过程中应急预案

在生物突发事件院前救治过程中，可能出现职业暴露问题，如PPE防护装备在现场发生破损后引发人员病原微生物感染，急救人员现场突发意识不清需要移除防护装备进行救治等情况。当急救人员在生物突发事件现场发生职业暴露时，与处置核辐射突发事件流程一致，应遵循距离防护、时间防护、屏蔽防护3个原则及后续处置流程，具体见图2-6-1。

1. 急救人员应当立即撤离污染区，并与污染区保持安全距离。

2. 减少在该区域滞留时间。

3. 现场对破损的防护装备进行补救防护，如紧急加戴一层防护口罩或手套、在破损防护服外加穿新的防护服或隔离衣等。

4. 立即进入洗消区，脱卸污染的防护装备，完成人员洗消，对职业暴露部位进行重点洗消，如口腔、鼻腔、暴露部位皮肤等。

5. 返回冷区（生活区）后，启动职业暴露信息上报流程，组织院感专家评估生物突发事件的风险，如病原微生物种类，感染人体的传播途径、潜伏期、传染病临床表现等。

6. 根据风险评估结果，决定是否需要隔离医学观察、预防用药、健康监测及心理疏导等。

7. 定期健康监测生物突发事件暴露人员病情变化，核酸检测等。

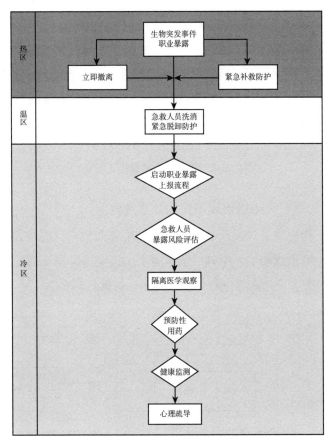

图2-6-1 院前生物突发事件职业暴露处置流程

二、生物突发事件院内救治过程中应急预案

（一）发生职业暴露处置流程

生物突发事件损伤救治过程中，一旦发生职业暴露应立即根据不同的暴露部位、不同的生物毒剂种类进行处置，具体流程见图2-6-2。立即上报并评估是否需要医学观察，如需要观察，驻地单间隔离14天，有症状及时就诊。

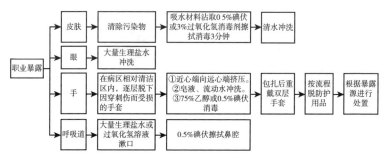

图2-6-2　院内职业暴露处置流程

（二）在污染区出现不适的处置流程

生物突发事件损伤救治过程中，医务人员一旦因各种原因在污染区出现恶心、呕吐、头晕等不适，立即根据不同的生物毒剂种类、不适程度进行处置，具体流程见图2-6-3。

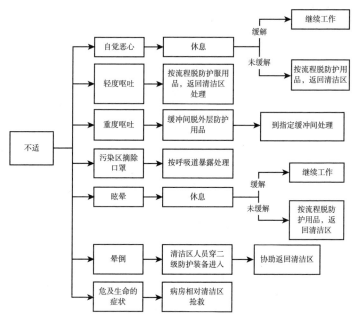

图2-6-3　在污染区出现不适的处置流程

第七节　生物突发事件后的生活区域工作流程

一、生物突发事件应急救援人员生活区域工作流程

（一）上班流程

1. 内穿刷手服或自备衣服，外穿固定外出服和工作鞋。建议上班的衣服尽量固定，单独放置。

2. 手消毒1分钟，正确佩戴N95口罩，（备1个N95口罩和1双袜子）。

3. 带好房卡、病区门禁卡。

4. 按要求路线和出行方式上下班。

（二）下班进门流程

1. 进到驻地，首先进行手消毒1分钟，乙醇喷洒消毒外出服和鞋（包括鞋底）。

2. 进入房间流程：①手卫生1分钟。②外出鞋置入固定位置。③脱外出服并放入整理袋，存放于固定衣柜内并关好柜门（没有柜子可放到固定区域）。④脱掉刷手服（内穿衣服）放入水桶内，开水浸泡30分钟后清洗。⑤漱口水漱口、清理鼻腔、耳道（乙醇、碘伏均可）。⑥洗澡（彻底洗净，建议大于30分钟）。⑦更换清洁的衣服。

（三）用餐流程

1. 戴外科口罩去餐厅就餐，不穿往返工作区域的外出服。

2. 用餐前洗手。

3. 尽量单独用餐，不相互交流。用餐时，不坐正对面，按要求坐斜对角并保持1米左右的距离。

4. 用餐后戴好外科口罩离开。

5. 饮食注意事项：多饮水，多吃绿色蔬菜、水果，补充维生素，增强抵抗力，保持良好的身体状态。

（四）日常生活及防护

1. 保证充足睡眠，注意保暖，预防感冒。

2. 用微信或电话沟通，尽量不串房间，面对面交流必须戴口罩，保持1米距离。

3. 不邀客人来访，不订外卖。

4. 未经允许，不得私自离开驻地，必须外出需报备并做好个人防护。

5. 做好个人健康自我监测，每日监测体温，若有不适及时报告，腋温超过37℃及时报告。

6. 选择适当的室内锻炼方式。

7. 保持良好的情绪状态，业余时间加强学习。

8. 不在走廊内大声喧哗，以免影响下夜班的同事休息。

二、生物突发事件应急救援人员生活区域房间布局及要求

1. 可根据房型，在进门区域划分1m²的缓冲区。缓冲区内放置免洗手消毒剂、干净的拖鞋、衣柜/衣架/口袋（用于放置换下的工作服）。

2. 每日开窗通风，建议每次30分钟，可根据情况适时

调整。

3. 定期擦拭房间内高频接触的物体表面，如开关、桌面、门把手、马桶、水龙头等；可用消毒湿巾、500mg/L含氯消毒剂、75%乙醇擦拭消毒。

4. 保持房间卫生，定期清理垃圾，放到指定区域。

第八节　生物突发事件后护理人员健康管理与监测

一、应急任务期间

1. 关注一线救援人员的健康，建立职业健康监护安全档案。

2. 建立经验分享平台，交流防护心得。

3. 对救援人员定期开展讲座，进行人文关怀。

4. 身体健康状态出现问题的救援人员应及时调离应急救助岗位。

5. 定期进行防护知识和技能考核。

6. 暴露者按照流程进行隔离与救治。

7. 非暴露者定期进行病原学、血清学检查。如为病毒毒剂紧急事件则适当增加胸部影像学检查。

二、任务完成后的隔离期间

1. 隔离人员需要每日按时上报必要的生命体征及异常症状。

2. 隔离房间需安置紧急呼叫系统，以免意外发生（配备紧急呼叫系统、监控，专人负责，以防意外发生）。

三、隔离任务结束后

1. 对结束隔离期的人员进行全面的生理健康体检。

2. 定期开展心理咨询并监测救援人员的心理健康。

第三篇

化学突发事件损伤护理

第一节　化学突发事件概述

化学突发事件是指突然发生的化学毒剂泄漏、燃烧或爆炸，造成或可能造成群体急性中毒，引起较大社会危害，需要组织社会性救援的紧急事件，通常分为人为因素导致的化学恐怖袭击事件和非人为因素引发的化学意外事件。

一、事件分级

1. **特别重大事件（Ⅰ级）**　一次事件伤亡100人以上，其中死亡或危重病例超过10例。

2. **重大事件（Ⅱ级）**　一次事件伤亡50~99人，其中死亡或危重病例超过5例。

3. **较大事件（Ⅲ级）**　一次事件伤亡30~49人，其中死亡或危重病例超过3例。

4. **一般事件（Ⅳ级）**　一次事件伤亡10~29人，其中死亡或危重病例超过1例。

二、化学突发事件特点

1. **突发性**　通过多种形式释放化学毒剂，突然发生、难以预料。

2. **隐匿性**　化学毒剂种类众多，有的化学毒剂无色无味，事件发生具有隐匿性特点。

3. **恐慌性**　事件一旦发生，将引发普通民众极度恐慌，造成严重社会影响。

4. **群体性**　化学毒剂可经呼吸道吸入、皮肤接触及爆炸扩散等形式播散。若在狭小密闭的空间释放，短时间内可引起多人中毒，同时可引起现场人员恐慌，导致踩踏等继发性伤害事件。

5. 致命性　在致死剂量下，某些剧毒化学毒剂在极短时间可引发中毒，现场伤员立即出现明显中毒症状，或在数秒内出现电击样死亡。

三、化学毒剂分类

1. 神经性毒剂　如沙林、有机磷农药。

2. 窒息刺激毒气　如光气、氯气。

3. 糜烂毒剂　如芥子气。

4. 全身中毒剂　如氰类毒剂。

第二节　化学突发事件院前急救

一、化学突发事件院前急救特点

在化学突发事件院前急救现场，为确保急救工作的高效有序，应遵循以下原则：侦毒优先、现场管控、分级防护、消救并重、动态救援、分类救治、快速转运、专科救治等。

（一）侦毒优先

化学突发事件现场，应通过消防、环保及军方防化等部门优先完成现场侦毒监测工作，明确化学毒剂类型，制定安全有效的救援方案。

（二）现场管控

根据现场环境（地势、风向、水流等）、化学毒剂的特点，消防或环保等部门将现场进行管控分区，一般建立热区、温区及冷区3个区域。

1. 热区（污染区） 主要是化学毒剂污染区，是以事件发生地为中心的周围一定区域，污染区的大小取决于事件的大小、毒剂扩散程度等，是消防等部门现场处置、救援的区域。

2. 温区（缓冲区） 热区与冷区之间的缓冲区域，一般设置在热区的上风向，其污染来源主要是由伤员或救援人员等从污染区撤出时的二次污染，是伤员完成洗消的区域。

3. 冷区 不受化学毒剂污染的区域，在温区上风向，为洁净区域，是急救人员的救治工作区域。

（三）分级防护

根据现场化学毒剂种类及管控区域的不同，急救人员进行个人分级防护（personal protective equipment，PPE），分别为A级、B级、C级、D级，急救人员在冷区穿着C级防护服。

（四）消救并重

化学突发事件现场，洗消与救治应并重。原则上伤员需在温区由消防人员完成对其的洗消、净化工作，但院前伤员救治是急救的核心，不能因洗消延误急危重症伤员的抢救、转运工作，急救人员在现场应权衡利弊，处理流程参见第一篇第二节。

（五）动态救援

在化学突发事件现场，应按照现场变化情况及毒剂特点开展救治工作。如现场变得不安全时，急救人员必须迅速组织人员撤离现场，并采取自我规避、自我防护措施，组织自救、互救，遵循救治四优先原则。针对如神经性毒剂等速杀性毒剂中毒伤员，在做好呼吸道防护的同时，应立即给予抗毒针剂，如神经性毒剂中毒伤员给予抗神经毒素自动注射针治疗等。遵循以上原则的基础上，对化学损伤进行快速救援，具体院前急救处置流程见图3-2-1。

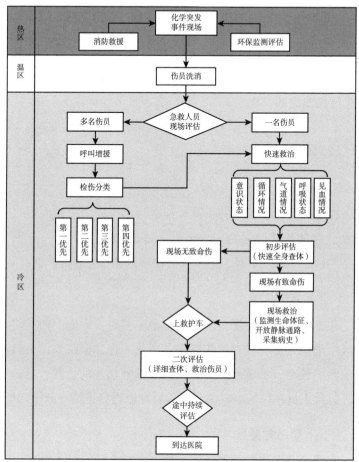

图3-2-1 化学突发事件院前急救处置流程

救治四优先原则如下。

1. **先防护，后抢救** 进入热区和温区的急救人员，应先做好个人防护，再进行现场救治。

2. **先撤离，后救治** 先将伤员撤离出热区（污染区），中断伤员与化学毒剂的继续接触，再进行救治。

3. 先救命，后治伤 当现场医疗资源不足时，为提高伤员存活率，需要对伤员进行快速的检伤分类，优先救治危重伤员，并正确处理救治与洗消的关系，当伤员病情危重时，应先救命再洗消，或边洗消边救治。

4. 先洗消，后救治 对于生命体征稳定或已脱离污染区的伤员，应先进行洗消，再进行救治，以免造成化学毒剂扩散。

（六）分类救治及急救护理流程

当化学突发事件现场伤员人数大于可用急救医疗资源时，需根据化学毒剂特点、污染程度、伤员生命体征及中毒症状、现场防护状况等因素，对染毒伤员的伤情作出客观判断，决定伤员急救的优先权，提高群体救治效率。期间需处理好检伤分类与洗消去污的有序衔接，避免现场人员失控和漏检。检伤分类的原则可参见第一篇第二节。

二、化学突发事件的安全与防护

在化学突发事件现场，化学毒剂造成人员伤害的状态主要有3种，即气态、液态和气溶胶态（即液态或固态毒剂悬浮在空气中），亦有可能以多种状态的混合形式存在。化学毒剂主要通过呼吸道、消化道及皮肤进入人体。所以针对毒剂进入人体的方式及毒剂毒理特点不同，现场主要的防护方法包括器材防护和药物预防两大类。

个人防护器材主要包括防毒面具、防毒衣、防毒斗篷、防毒围裙、防毒手套、防毒靴套以及各种简易防护器材等。现场急救人员将呼吸道防护作为首要防护，并结合使用防毒衣、防毒手套、靴套等进行防护。PPE等级根据使用环境、装备不同，由高到低分为A级、B级、C级、D级4级，具体见表3-2-1。

表3-2-1 个人防护（PPE）分级

防护级别	防护水平	装备构成	用途
A级防护	为急救人员提供最高等级的皮肤、呼吸道和眼防护	①隔绝式防毒面具（即正压全面罩，自带便携式呼吸器，或带有可放出正压空气管子的防毒面具）。②隔绝式A级防护服	①依据侦毒结果对皮肤、眼和呼吸系统提供最高级别的防护。②环境中存在未知气体、粒子飞溅时具有高度危险性。③已知或怀疑将可能出现对皮肤具有高度危险的物质，或与皮肤发生接触时。④当需要在狭窄、通风恶劣的地区进行工作时，以及所需要的防护设备等级尚未确定时
B级防护	为急救人员救援者提供最高等级的呼吸道防护及较低水平的皮肤的防护	①隔绝式防毒面具。②带头罩的防护服	①化学毒剂已经明确，需要高等级呼吸道防护，但对皮肤防护水平要求较低时。②环境中氧气浓度低于20%。③通过检测表明存在已知气体或气雾，并且已知气雾不含对皮肤有害或通过接触被皮肤吸收的化学物质。④已知存在化学毒剂液体或接触被皮肤吸收的高浓度的高浓度化学物质子，不会对皮肤有害或通过接触或直接接触被皮肤吸收的高浓度化学物质
C级防护	为急救人员提供较高水平的呼吸道防护和较低水平的皮肤防护，是急救人员最常用的防护装备	①全面罩或半截防毒面具。②空气净化呼吸器或自带便携式呼吸器。③带头罩式的防护服	①当现场污染程度、飞溅液体水平或其他的直接接触对人体不造成伤害或者不通过暴露皮肤被吸收时。②化学物质类型已经明确，浓度已测定，并且空气中的污染物得到有效去除时。③大气中氧气浓度至少为20%
D级防护	能为救援者提供有限的保护能力	一般工作服	①空气中不存在危险物。②抵御飞溅物、防止液体浸渍、误吸或与有害化学物质的直接接触

三、化学突发事件院前人员洗消技术

在化学突发事件现场，洗消技术是被迫采取的一种措施，程序复杂，在院前洗消过程中既要做到快速有效洗消去污，还要保证伤员的生命安全，做到消救并重，先后有序。

（一）洗消原则

1. 及时洗消　即在接触毒剂后第一时间尽快实施洗消，如在现场脱去伤员染毒的衣物（必要时快速剪开），利用随身毛巾、衣物等现场材料或尿液，进行自我洗消或互助洗消，尽快除去明显的染毒液体。

2. 先后有序　洗消中严格遵守并执行合理的操作程序，首先洗消可能造成严重后果的染毒部位，如伤口、严重污染部位、敏感染毒部位（眼、呼吸道等），注意避免污染扩散和交叉污染，按照"从头到足、从上到下"的顺序顺次洗消，其间注意保护敏感部位（伤口、眼等）。

3. 先重后轻，分类洗消　群体染毒时，按染毒严重程度分类，根据先重后轻的顺序进行分类洗消。

4. 彻底洗消，检验完毕，转运后送　洗消完毕后由消防或环保部门进行现场医学检验，确认洗消彻底后方可送至救护车上，否则需要再次洗消。

（二）关键洗消护理技术

1. 急救洗消方法

（1）皮肤洗消方法：被可疑化学毒剂污染后，应立即用纱布或其他材料（毛巾、软纸等）擦去吸附液滴，离开热区（污染区）后立即用清水或洗消液冲洗。如果是气态毒剂染毒，可用眼镜等遮挡，离开热区后，立即用生理盐水或清水冲洗眼。如化学毒剂已透过衣服渗到皮肤，尽快脱去染毒衣服，直接在染毒皮肤上消毒。当没有消毒装备时，先用干毛巾、布片等擦拭除去皮肤上可见或可疑的毒剂液滴，然后用清水或肥皂水冲洗。

（2）眼洗消方法：应将头侧向一侧，深吸气后闭嘴并屏住呼吸，尽量睁大眼（勿用手指触碰），根据化学毒剂的类型选用清水、生理盐水或敌腐特灵眼用冲洗液等冲洗，禁忌扩大染毒部位。

2. 急救设备洗消方法

（1）个人防护器材洗消：防毒面具、防毒衣、防毒围裙、防毒手套和靴套等个人防护器材，当被气态毒剂污染时，将其放在室外晾晒数小时则可洗消；液态毒剂污染时，则用5%次氯酸盐溶液（漂白粉）擦拭洗消；当大量毒剂液滴染毒时，可通过喷洒上述洗消剂洗消，数分钟后用水冲洗。

（2）担架洗消：污染面积小而轻微时可用5%次氯酸盐溶液洗消，污染面积较大或严重污染时，将其拆卸后分别洗消处理。

（3）救护车洗消：神经性毒剂污染时，可用10%氢氧化钠溶液洗消，洗消后再用水冲洗干净。

四、化学突发事件院前检伤分类

化学毒剂中毒伤员检伤分类是一种急救资源决策分配方法，在有限的时间内，根据化学毒剂污染程度、中毒症状、防护状况等，对化学毒剂中毒伤员伤情作出判断，并结合可用急救资源等情况决定伤员接受救治的优先权，目的是提高伤员存活率。

化学毒剂中毒伤员检伤分类贯穿于伤员救治的整个过程。

（一）分类标准

化学毒剂中毒伤员根据其伤情，通常分为如下4类。

1. 立即救治（红色标志，第一优先）　伤员需立即给予急救处置。这类处置不应费时或需要大量训练有素的人员，而且这类伤员在处置后具有较高的生存概率。如极度痛苦的神经性毒剂中毒伤员，中度或重度光气中毒导致的呼吸窘迫综合征伤员，糜烂性毒剂中毒伤员，出现抽搐或数分钟呼吸暂停但循环功能尚可的氰化物中毒伤员等。

2. 延迟救治（黄色标志，第二优先）　伤员的伤情允许延迟进行急救处置。尽管如此，在进行确定性治疗之前，有些伤员需要进行不间断的护理并缓解疼痛。这类伤员通常需要住院治疗但不会立即危及生命。如逐渐苏醒并恢复自主呼吸的神经性毒剂中毒伤员；损伤面积占体表面积5%~50%或眼受累需要住院治疗，但不需要立即进行急救处置的糜烂性毒剂中毒伤员；呼吸窘迫延缓发生（暴露后超过4小时）的光气中毒伤员；暴露于氰化物蒸气且已存活15分钟以上的伤员等。

3. 简单处置（绿色标志，第三优先）　伤员的体征和症状相对轻微，可以进行自我处置或由未经培训的人员进行协助处置，如可以行走和说话，仅有轻微中毒症状的神经性毒剂中毒伤员；非重要部位损伤，损伤面积低于体表面积5%；轻微眼刺激症状的糜烂性毒剂中毒伤员；暴露于氰化物但不需要进行治疗的伤员。

4. 保守治疗（黑色标志，第四优先）　伤员伤情危及生命且生存可能性较低，所需急救处置超过急救人员的能力。这一类伤员并不意味着不给予任何处置，而是决定将给予伤员何种医疗处置的优先权。如出现脉搏消失或呼吸暂停（持续时间未知）的神经性毒剂中毒伤员；损伤面积占体表面积50%以上的糜烂性毒剂中毒伤员；出现中度或重度呼吸困难以及晚期肺水肿症状的光气或其他窒息刺激毒剂中毒伤员；脉搏消失的氰化物中毒伤员等。

（二）分类方法

根据现场急救资源以及事件的规模及严重程度，中毒伤员分类可能有所不同。目前国内常用的检伤分类方法为简明检伤分类法（START），适用于大规模化学突发事件，具体参见第一篇第二节。

（三）化学毒剂中毒症状分类

化学毒剂中毒症状分类是根据现场查体发现的中毒症状提示化学品所属的类别。为了作出进一步临床诊断，必须对全部体征和症状进行检查。所有化学品暴露后都有可能出现呼吸系统的体征和症状。常见化学毒剂中毒的体征和症状见表3-2-2。

表3-2-2　常见化学毒剂中毒临床表现

毒剂类别	化学毒剂	临床表现
神经性毒剂	沙林、有机磷类	瞳孔缩小、流涎、肌颤、癫痫发作、意识障碍
窒息刺激毒气	光气、氯气	呼吸困难、肺水肿
糜烂性毒剂	芥子气、路易士气	皮肤发红或起水疱、呼吸困难、眼刺激症状、迟发肺水肿、恶心呕吐
全身中毒剂	氰类毒剂	癫痫发作、意识障碍、呼吸衰竭

第三节　沙林、有机磷农药中毒

一、概述

神经性毒剂是指具备破坏神经系统正常传导功能，干扰乙酰胆碱酯酶（acetylcholinesterase，AChE）分解乙酰胆碱的化学毒剂。神经性毒剂被认为是所有化学战争武器中最危险的。神经性毒剂分为G类和V类。G类神经性毒剂是指甲氟膦酸烷酯或二烷氨基氰膦酸烷酯类毒剂，主要代表物有塔崩、沙林和梭曼；V类神经性毒剂是指S-二烷氨基乙基甲基硫代膦酸烷酯类毒剂，主要代表物有维埃克斯（VX）。神经性毒剂进入人体内，可迅速与胆碱酯酶（cholinesterase，ChE）结合形成稳定的磷酰化胆碱酶，抑制乙酰胆碱酯酶活性，失去分解乙酰胆碱（acetylcholine，ACh）能力，引起生理效应部位ACh大量蓄积，出现毒蕈碱样、烟碱样和中枢神经系统等中毒症状和体征。本节重点以有机磷农药中毒的救治进行详细阐述。

有机磷杀虫药（organophosphorous insecticides，OPI）属于有机磷酸酯或硫化磷酸类化合物，大多呈油状或结晶状，呈淡黄色至棕色，稍有挥发性，有大蒜臭味，除美曲膦酯外，一般不溶于水，易溶于有机溶剂，如苯、丙酮、乙醚、三氯甲烷及油类，对光、热、氧气均较稳定，在酸性环境中稳定，在碱性环境中易分解失效。但仍有很多例外，乐果微溶于水；纯品氧乐果为无色透明油状液体，工业品为淡黄色油状液体，可与水、乙醇和烃类等多种溶剂混溶；甲拌磷和三硫磷耐碱；

美曲膦酯为白色结晶，能溶于水，遇碱能变成毒性更强的敌敌畏。

（一）毒物分类

由于取代基不同，各种OPI毒性相差很大，国内生产的OPI其毒性按大鼠急性经口进入体内的半数致死量（LD_{50}）分为4类，见表3-3-1。

表3-3-1　OPI毒性分类

毒　性	半数致死量（LD_{50}）	代表OPI
剧毒类	<10mg/kg	甲拌磷、内吸磷、对硫磷、速灭磷、特普等
高毒类	10~100mg/kg	甲基对硫磷、甲胺磷、氧乐果、敌敌畏、磷胺、水胺硫磷、久效磷、亚砜磷、杀扑磷等
中度毒类	100~1000mg/kg	乐果、倍硫磷、除线磷、乙硫磷、美曲膦酯、乙酰甲胺磷、二嗪磷、亚胺硫磷等
低毒类	1000~5000mg/kg	马拉硫磷、辛硫磷、甲基乙酯磷、碘硫磷、氯硫磷和溴硫磷等

（二）药物代谢动力学

OPI主要经胃肠、呼吸道及皮肤黏膜吸收。吸收后迅速分布全身各器官，其中以肝内浓度最高，其次为肾、肺、脾等，肌肉和脑含量最少。OPI主要在肝内进行生物转化和代谢。有的OPI氧化后毒性增强，如对硫磷经过氧化为对氧磷，后者对ChE的抑制作用是前者的3倍；内吸磷氧化后首先形成亚砜或砜，其抑制ChE的能力增加5倍。OPI经水解后毒性降低。OPI吸收后6~12小时血中浓度达高峰，24小时内经尿液排出，多数OPI及代谢产物约48小时后可完全排出体外，少数品种如剧毒类在体内存留可达数周甚至更长时间。

二、临床表现

有机磷中毒的临床表现通常与毒物进入机体的途径和剂量等因素有关，经呼吸道吸入患者可在数分钟至半小时内发病，口服中毒的患者在10分钟至2小时内发病，经皮肤吸收进入机体的患者可在2~6小时后发病。具体临床表现如下。

（一）急性中毒

患者中毒后出现急性胆碱能危象，临床表现如下。

1. **毒蕈碱样症状** 又称M样症状，主要是副交感神经末梢过度兴奋，类似毒蕈碱样作用。平滑肌痉挛表现为瞳孔缩小、腹痛、腹泻；括约肌松弛表现为大小便失禁；腺体分泌增加表现为大汗、流泪和流涎；气道分泌物增多表现为咳嗽、气短、呼吸困难、双肺湿啰音，严重者发生肺水肿。

2. **烟碱样症状** 又称N样症状，包括肌纤维颤动、全身肌强直性痉挛，也可出现肌力减退或瘫痪，呼吸肌麻痹引起呼吸衰竭。交感神经节后纤维末梢释放儿茶酚胺，表现为血压升高和心律失常。

3. **中枢神经系统症状** 血AChE浓度明显降低而脑组织AChE活力值>60%时，通常不出现中毒症状和体征；脑AChE活力值<60%时，出现头晕、头痛、烦躁不安、谵妄、抽搐和昏迷，可发生呼吸、循环衰竭死亡。

4. **局部损害** 有些OPI接触皮肤后发生变应性皮炎、皮肤水疱或剥脱性皮炎；污染眼时，出现结膜充血和瞳孔缩小。

（二）中间型综合征

多发生在重度中毒后24~96小时及ChE复能药用量不足患

者，经治疗胆碱能危象消失，或迟发性多发性神经病发生前，突然出现屈颈肌和四肢近端肌无力及第Ⅲ、Ⅶ、Ⅸ、Ⅹ对脑神经支配的肌无力，出现上睑下垂、眼外展障碍、面瘫和呼吸肌麻痹，引起通气障碍性呼吸困难或呼吸衰竭，可导致死亡。急性中度和重度中毒患者症状消失后2~3周再次出现，表现为感觉、运动型多发性神经病变，主要累及肢体末端，发生下肢瘫痪、四肢肌萎缩等。

三、诊断

（一）现场诊断

根据暴露史、中毒症状及体征、毒剂检定综合分析作出判断。

1. 暴露史　中毒人员曾在染毒区停留，当眼、呼吸道、皮肤、伤口等部位无防护或防护不够严密，消毒不及时，或者可能误食染毒水或食物。同时可能有大批同类中毒人员出现。

2. 症状特点　瞳孔缩小呈针尖样、流涎、多汗、哮喘、呼吸困难、惊厥、恶心、呕吐等。

3. 毒剂检定　询问现场消防、环保部门侦检结果。必要时收集染毒皮肤、服装和随身携带物品中可疑液滴，或取可疑的水、食物或误食中毒伤员的早期呕吐物进行毒剂鉴定。

（二）实验室诊断指标

1. 血ChE活力测定　是诊断OPI中毒的特异性实验指标，对判断中毒程度、疗效和预后极为重要。

2. 毒剂检测　患者血、尿、粪便或胃内容物中可检测到OPI或其特异性代谢产物成分。

3. OPI的动态血药浓度检测　有助于病情评估及治疗。

（三）急性中毒的分级诊断

1. 轻度中毒　仅有M样症状，ChE活力值50%~70%。

2. 中度中毒　M样症状加重，出现N样症状，ChE活力值30%~50%。

3. 重度中毒　具有M、N样症状，并伴有肺水肿、抽搐、昏迷，呼吸肌麻痹和脑水肿，ChE活力值在30%以下。

四、救治原则

（一）迅速清除毒物

1. 立即将患者撤离中毒现场。

2. 院前洗消

（1）彻底清除未被机体吸收入血的毒物，如迅速脱去污染衣服（必要时可剪开衣服），用肥皂水清洗污染皮肤、毛发和指甲。

（2）眼部污染时，用清水、生理盐水、2%碳酸氢钠溶液或3%硼酸溶液冲洗，持续冲洗半分钟左右，冲洗时需屏住呼吸。

（3）皮肤中毒者可用肥皂水洗消。

3. 条件允许时，口服中毒者，用清水洗胃（中毒种类不明确，首选清水），首次洗胃后保留胃管，间隔3~4小时重复洗胃，直至洗出液清亮为止，然后用硫酸镁20~40g溶于20ml水，口服，观察30分钟，无导泻作用时，再口服或经鼻胃管注入温水500ml。

4. 防止继续中毒。戴防毒面具或更换失效的面具，采取皮肤防护措施，如立即穿好全身防护服。

（二）紧急复苏

OPI中毒者常死于肺水肿、呼吸肌麻痹、呼吸衰竭。伤员出现呼吸停止或明显呼吸抑制时，应立刻清除呼吸道分泌物，保持气道通畅，立即进行心肺复苏，直到呼吸恢复。在染毒区内应戴防毒面具，使用简易呼吸器进行人工呼吸。离开染毒区立即洗消后，方可用口对口或口对鼻法人工呼吸。肺水肿患者可应用阿托品，不能应用氨茶碱和吗啡。

（三）抗毒治疗

神经性毒剂是作用快、毒性强的杀伤性化学毒剂，中毒后若不进行急救治疗则很快引起死亡。因此，对于中毒伤员必须迅速及时、分秒必争地进行急救。神经性毒剂急救主要靠自救、互救或医疗队救助。主要措施如下。

1. 注射抗神经毒自动注射针。院前紧急急救时或转运途中，患者出现神经性毒剂中毒症状时，立即注射抗神经毒自动注射针1支。对严重中毒者应注射2~3支。转运途中症状复发时，可重复注射抗神经毒自动注射针1~2支，每次1支，间隔1~2小时。无抗神经毒自动注射针时，肌内注射阿托品或用其他抗毒药（氯解磷定）急救。无法注射时可用阿托品3~5mg滴入口腔。

2. 转入医院后，根据病情，早期、足量、联合和重复应用解毒药，并且选用合理给药途径及择期停药。在清除毒物过程中，同时应用ChE复能药和胆碱能受体阻断药进行治疗。根据OPI中毒程度选用药物：轻度单用ChE复能药；中至重度可联合应用ChE复能药与胆碱能受体阻断药，两药合用时，应减少胆碱受体阻断药（阿托品）用量，以免发生中毒。

（1）ChE复能药：能使被抑制的胆碱酯酶恢复活力。常用药物包括氯解磷定、碘解磷定、双复磷。氯解磷定复能作用强、毒性小、水溶性大，可供静脉或肌内注射，为临床上首选解毒药。碘解磷定复能作用较差、毒性小、水溶性小，仅能静脉注射，为临床上次选的解毒药。

（2）氯解磷定和双复磷：能使沙林和VX中毒后尚未老化的胆碱酯酶重新活化，乙酰胆碱酯酶活性恢复正常，从而起到缓解毒蕈碱样症状和烟碱样症状的作用，具体用药见表3-3-2。双复磷的作用较氯解磷定强，毒性也较大，用量约为氯解磷定的1/3，用法与氯解磷定相同。

表3-3-2　不同症状氯解磷定用药

项　目	轻度症状	中度症状	重度症状
给药途径	肌内注射	肌内或静脉注射	肌内或静脉注射
首次给药剂量（g）	0.5~1.0	1.0~1.5	1.5~2.5
重复给药剂量（g）	—	0.5~1.5	1.0~2.0
给药间隔时间（min）	—	30~120	—
停药指征	全血胆碱酯酶活力达正常的60%以上，烟碱样症状如肌颤、肌无力、肌麻痹消失		

（3）胆碱能受体阻断药

1）M胆碱受体阻断药：又称外周性抗胆碱能药，主要作用于外周M受体，缓解M样症状，对N受体无明显作用。常用药物为阿托品，每10~30分钟或1~2小时给药1次，直至患者M样症状消失或出现阿托品化，具体用药见表3-3-3。阿托品化指征为轻度口干、皮肤干燥、心率增快（90~100次/分）和肺湿啰音消失。此时，应减少阿托品剂量或停用。如出现瞳孔明显扩大、意识模糊、烦躁不安、抽搐、昏迷和尿潴留等为阿托品中毒，应立即停用阿托品。

表3-3-3　阿托品用药一览表

项　　目	轻度中毒	中度中毒	重度中毒
给药途径	肌内注射	肌内注射	肌内或静脉注射
首次给药剂量（mg）	1~2	3~5	5~10
重复给药剂量（mg）	0.5~2.0	1~5	3~10
给药间隔时间（min）	>30	15~30	5~10
停药指征	毒蕈碱样症状，如流涎、出汗、腹痛、肠鸣音亢进、肺湿啰音等消失，出现阿托品化表现，心率大于100次/分时逐步撤药		

2）N胆碱受体阻断药：又称中枢性抗胆碱能药，对中枢M、N受体作用强，对外周M受体作用弱。常用药物包括盐酸戊乙奎醚，对外周M受体和中枢M、N受体均有作用，但选择性作用于M_1、M_3受体亚型，对位于心脏的M_2受体作用极弱，对心率无明显影响，抗胆碱作用较阿托品强，尚能改善毒蕈碱样症状，有效剂量小，作用时间长（半衰期6~8小时），且在脑组织维持时间长，不良反应少，首次用药需与氯解磷定合用。

（四）对症治疗

重度中毒患者常伴有多种并发症，如酸中毒、低钾血症、严重心律失常、休克、消化道出血、肺部感染、脑水肿等，应及时予以对症治疗。出现中间型综合征患者，立即给予人工机械通气；同时应用氯解磷定，每次1g肌内注射，酌情选择给药间隔时间，连用2~3天；积极对症治疗。

五、院内救治流程

有机磷农药中毒，病情凶险，发展迅速，在短时间内可以导致患者呼吸肌麻痹而死亡，因此抢救有机磷中毒患者必须迅速、及时、准确。为了确保有机磷中毒患者得到有效的医疗救治及最大限度争取抢救时间，进一步提高危重患者的抢救成功率，建立完善的有机磷患者救治流程是必要且重要的。具体院内救治流程见图3-3-1。

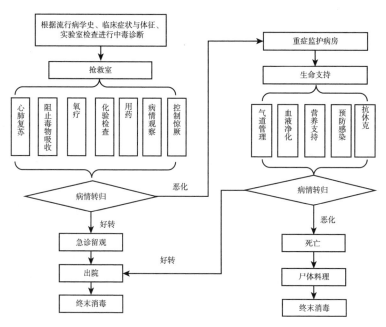

图3-3-1 有机磷中毒患者院内救治流程

六、关键护理措施

（一）氧疗护理

参见第二篇第三节。

（二）阻止毒物吸收

1. 洗胃护理

（1）操作要点：洗胃应尽早（在摄入有机磷制剂后1小时内）进行；洗胃宜用温清水、0.45%盐水、2%碳酸氢钠溶液（美曲膦酯禁用）或1：5000高锰酸钾溶液。当无法立刻明确患者中毒的种类时，应用清水洗胃；插胃管前用液状石蜡润滑胃管前端，润滑插入长度的1/3，插入长度为前额发际至剑突的距离，由口腔插入55~60cm，检查胃管确实在胃内，妥善固定胃管；按照要求将胃管与洗胃机连接好，进行洗胃，直至洗出液澄清无味为止；记录灌洗液名称、量，洗出液的颜色、气味、性质、量，患者的全身反应。

（2）注意事项：①若不能确定有机磷杀虫药种类，则用清水或0.45%盐水彻底洗胃，美曲膦酯中毒时应选用清水洗胃，禁忌用碳酸氢钠溶液和肥皂水洗胃。②对于意识障碍的患者，在洗胃前应做好气道保护，必要时可行气管插管后再行洗胃。③除非有明确的证据显示胃内尚有大量OPI残留，不主张反复洗胃。④严格掌握洗胃适应证与禁忌证，上消化道溃疡、食管静脉曲张、胃癌等患者一般不洗胃，昏迷患者洗胃应谨慎。⑤洗胃过程中应随时观察患者的面色、生命体征、意识、瞳孔变化、口鼻腔黏膜情况及口中气味等。洗胃并发症包括急性胃扩张、胃穿孔、水及电解质紊乱等，应及时观察并做好相应的急救措施。⑥洗胃后注意患者胃内毒物清除情况，中毒症状有无得到缓解或控制。

2. 催吐护理　催吐仅在不具备洗胃条件时进行，不主张药物催吐，催吐前协助患者取坐位，帮助患者系好围裙、取下义齿、污物桶放置于患者座位前或床旁，指导患者每次自饮300~500ml灌洗液，让患者自行呕吐和/或用压舌板刺激舌根催吐，指导患者反复自饮—催吐，直至吐出的灌洗液澄清无味。

3. 导泻护理

（1）操作要点：一般在催吐或洗胃后，拔胃管前可由胃管内注入导泻药以清除进入肠道内的毒物，常用导泻药有硫酸钠（15~30g）、硫酸镁（20~30g）、20%甘露醇〔250ml〕或复方聚乙二醇电解质散，可口服或经胃管注入。

（2）注意事项：①一般不用油脂类泻药，以免促进脂溶性毒物的吸收。②婴幼儿和心血管系统功能不稳定者慎用。③对于肾功能不全者需要检测血镁浓度，防止高镁血症对神经及呼吸的抑制。④呼吸衰竭、昏迷、磷化锌或有机磷杀虫药中毒晚期者不宜使用。⑤严重脱水及口服强腐蚀性毒物的患者禁止导泻。

4. 灌肠护理

（1）操作要点：根据患者情况决定是否灌肠。除腐蚀性毒物中毒外，灌肠适用于口服中毒超过6小时导泻无效者及抑制肠蠕动的毒物（如巴比妥类、颠茄类、阿片类等）中毒患者。一般用温盐水、清水或1%温肥皂水连续多次灌肠，成人每次用量为500~1000ml，小儿200~500ml，溶液温度一般为39~41℃，肛管插入直肠7~10cm，小儿插入深度4~7cm，筒内液面高于肛门40~60cm，妥善固定肛管。灌入液体过程中应密切观察筒内液面下降速度和患者情况。

（2）注意事项：①妊娠期妇女以及急腹症、严重心血管疾病等患者禁忌灌肠。②肝性脑病患者禁用肥皂水灌肠，充血性心力衰竭和水钠潴留患者禁用生理盐水灌肠。③准确掌握灌肠溶液的温度、浓度、流速、压力和量。④灌肠时患者如有腹胀或便意时，应嘱患者做深呼吸，以减轻不适感。⑤灌肠过程中应随时观察患者的病情变化，如发现脉速、面色苍白、出冷汗、剧烈腹痛、心悸、气急时，应立即停止灌肠。⑥洗胃后可予以活性炭增强肠道毒物清除效果，每次50~100g，需注意的是肠梗阻是给予活性炭的禁忌证。

（三）用药护理

1. 阿托品 ①阿托品化和阿托品中毒的剂量接近，因此使用过程中应密切观察病情变化，阿托品化与阿托品中毒区别见表3-3-4。②阿托品中毒时可导致心室颤动，应予以预防，充分吸氧，使血氧饱和度保持在正常水平。③注意观察并遵医嘱及时纠正酸中毒，因胆碱酯酶在酸性环境中作用减弱。④大量使用低浓度阿托品输液时，可发生血液低渗，致红细胞破坏，发生溶血性黄疸。

表3-3-4　阿托品化与阿托品中毒的主要区别

项　目	阿托品化	阿托品中毒
神经系统	意识清楚或模糊	谵妄、躁动、幻觉、双手抓空、抽搐、昏迷
皮肤	颜面潮红、干燥	紫红、干燥
瞳孔	由小扩大后不再缩小	极度扩大
体温	正常或轻度升高	高热，>40℃
心率	≤120次/分，脉搏快而有力	心动过速，甚至有心室颤动发生

2. 盐酸戊乙奎醚 盐酸戊乙奎醚与阿托品同属于抗胆碱药，但其不引起心动过速，该药物半衰期长，无须频繁给药；每次所用剂量较小，中毒发生率低；应用时也要求达到阿托品

化，判断标准与阿托品治疗时相似，但不包括心率增快。

3. 胆碱酯酶复能剂　常用药物为氯解磷定和碘解磷定。世界卫生组织当前推荐的解磷定单次静脉输注剂量是：成人至少30mg/kg，儿童25~50mg/kg，具体剂量视症状的严重程度而定。解磷定应缓慢给予，给药时间为30分钟，因为快速给药偶尔会引起心搏骤停，而缓慢给药也可预防肌无力。负荷剂量之后，持续静脉输注解磷定的解毒效果似乎更好，成人剂量不低于8mg/（kg·h），儿童为10~20mg/（kg·h）。

护理注意事项：①不能在没有同时使用阿托品的情况下单独使用解磷定。②早期遵医嘱给药，边洗胃边应用特效解毒药，首次应足量给药。③复能剂若应用过量、注射过快或未经稀释，可抑制胆碱酯酶发生中毒，导致呼吸抑制。用药时应稀释后缓慢静推或静滴为宜。④复能剂在碱性溶液中不稳定，易水解成有剧毒的氰化物，所以禁与碱性药物配伍使用。⑤碘解磷定药液刺激性强，漏于皮下可引起剧痛及麻木感，应确定针头在血管内方可注射给药，不宜肌内注射用药。

（四）病情观察

1. 生命体征观察　常规监测体温、脉搏、呼吸、血压、血氧饱和度，治疗过程中应密切观察患者呼吸及循环情况，必要时及时遵医嘱建立高级气道并实施机械通气。观察皮肤是否有汗，有无流涎、恶心、呕吐以及腹痛、腹胀等症状。

2. 神志、瞳孔观察　瞳孔缩小为有机磷杀虫药中毒的体征之一，瞳孔扩大则为达到阿托品化的判断指标之一。密切观察患者神志、瞳孔的变化，有助于准确判断病情。同时注意观察患者有无谵妄、躁动、幻觉、双手抓空、抽搐等阿托品中毒症状。

3. 中毒后"反跳" 某些有机磷杀虫药如乐果和马拉硫磷口服中毒，经急救临床症状好转后，可在数日至1周后，病情突然急剧恶化，再次出现急性中毒症状，甚至发生昏迷、肺水肿或突然死亡，此为中毒后"反跳"现象。因此，应密切观察"反跳"的先兆症状，如胸闷、流涎、出汗、言语不清、吞咽困难等，若出现上述症状，应迅速通知医生进行处理，立即静脉补充阿托品，再次迅速达阿托品化。

4. 中间型综合征 是指急性重度有机磷杀虫药（如甲胺磷、敌敌畏、乐果、久效磷等）中毒所引起的一组以肌无力为突出表现的综合征。因其发生时间介于急性症状缓解后与迟发性多发性神经病之间，故被称为中间综合征。常发生于急性中毒后1~4天，主要表现为屈颈肌、四肢近端肌肉以及第Ⅲ~Ⅶ对和第Ⅸ~Ⅻ对脑神经所支配的部分肌肉肌力减退，出现上睑下垂、眼外展障碍和面瘫。病变累及呼吸肌时，常引起呼吸肌麻痹，并迅速进展为呼吸衰竭，甚至死亡。

5. 迟发性多发性神经病 少数患者（如甲胺磷、敌敌畏、乐果、美曲膦酯中毒患者）在急性中度或重度中毒症状消失后2~3周，可出现感觉型和运动型多发性神经病变，主要表现为肢体末端烧灼、疼痛、麻木以及下肢无力、瘫痪、四肢肌肉萎缩等，称为迟发性多发性神经病。

（五）预防院内感染护理

参见第二篇第三节。

（六）控制惊厥护理

1. 体位摆放 协助患者平卧，防止坠床或碰伤，头偏向一侧，解开衣领。

2. 保持呼吸道通畅　及时清理呕吐物及分泌物，以防发生窒息，吸氧。

3. 药物治疗　如给适当抗毒药后惊厥仍持续发生，遵医嘱注射氯丙嗪25~50mg，或10%水合氯醛10~15ml灌肠。惊厥严重时，可肌内注射戊巴比妥钠0.25g，但呼吸循环抑制严重时禁用。

（七）营养支持

参见第二篇第三节。

（八）重症护理

1. 人工气道管理　参见第二篇第三节。

2. 血液净化护理　参见第二篇第三节。

3. 心肺复苏　参见第一篇第二节。

（九）心理护理

参见第二篇第四节。

第四节　光气、氯气中毒

一、概述

（一）理化特性

窒息刺激毒剂是指吸入后可以损伤呼吸道和肺，并能引起肺水肿并造成窒息的一类毒剂。窒息刺激毒剂又称为肺毒剂，包括氨、氯化氢酸和氯气等化学物质。自第一次世界大战期间使用氯气后，就此揭开了现代化学战的序幕。氯气由于颜色与气味极易被人发觉，很快就被无色、味小的光气所替代。鉴于氯气和光气的毒理作用类似，且光气临床危害更大，因此本文以光气为主进行阐述。

（二）药物代谢动力学

光气可通过呼吸道吸入、眼接触及皮肤接触引起人体中毒。其中，呼吸道吸入为主要染毒途径。光气吸入后的主要病变是中毒性肺水肿，毒理表现为肺泡壁气–血、气–液屏障破坏，肺毛细血管渗透性增强，大量浆液渗透至组织，眼、呼吸道黏膜水肿、充血，甚至坏死。对于肺水肿产生的原因假说颇多，诸如酰化作用、直接作用、盐酸作用、神经反射作用、肺血流动力学改变等，但任何一种假说都不能完满解释肺水肿的发生与发展过程。由于光气为酰卤化合物，活性基团是羰基（C=O），化学性质非常活泼，因此可与肺组织蛋白中的氨基、巯基、羟基等重要功能基团发生酰化反应，引起肺部蛋白酶系统的广泛抑制，从而影响细胞正常代谢及其功能，使肺血气屏障受损，导致肺毛细血管通透性增强。因此，目前一般认为肺毛细血管壁通透性增强与光气的酰化作用有密切关系。此外，光气中毒时，肺泡表面活性物质受损也是重要因素之一。

二、临床表现

根据光气中毒程度，临床上可分轻度、中度、重度及闪电型4型。轻度中毒症状很轻，仅表现为消化不良和支气管炎症状，1周内即可恢复。闪电型中毒极为少见，多发生在吸入毒剂浓度极高时。在闪电型中毒后几分钟内，可因反射性呼吸、心脏停搏而死亡。根据疾病进展，光气中毒可分为4期。

（一）刺激期

吸入光气立即出现刺激症状，最早出现眼和呼吸道刺激症状，包括眼痛、流泪、咳嗽、胸闷、呼吸频率改变、嗅觉异常或久存光气味、咽喉部及胸骨后疼痛等。随着疾病进展，可出现头痛、头晕、乏力、不安或少言、淡漠、恶心、呕吐、上腹疼痛等。在光气吸入剂量相等的情况下，高浓度短时间中毒，刺激症状重；低浓度长时间中毒，刺激症状较轻。但吸入剂量较大时，呼吸道的刺激症状明显，持续时间也较长。

（二）潜伏期

随着病程进展，刺激症状可消失或减轻，患者往往自觉症状好转，但毒气对人体的侵袭仍在进展，肺水肿正在逐渐形成。潜伏期一般为2~24小时，有的甚至延长至48小时，重度中毒的潜伏期可缩短至1小时，中度中毒一般为8~12小时。

（三）肺水肿期

首先出现间质性肺水肿，早期症状包括疲倦、头痛、胸闷、呼吸浅快、脉搏增快、咳嗽、烦躁不安等。听诊呼吸音减弱，肺底部有细湿啰音或捻发音。胸部影像学检查显示肺水肿征象。继之全身状况恶化、很快出现肺泡性肺水肿。典型的症状和体征为气喘、呼吸困难、频繁咳嗽、咳大量粉红色泡沫痰、脉速、恶心、呕吐及上腹部疼痛等。叩诊胸部可闻及鼓音及浊音，肺下界降低，心浊音界消失。听诊时全肺布满干湿啰音。血液检查表现为血液浓缩征象，动脉血氧分压、血氧饱和度降低。肺泡性肺水肿进展很快，一般在24小时内达到高峰。肺水肿期以循环系统功能是否良好又可分为2个阶段。

1. 发绀型缺氧阶段 此阶段血氧含量下降，皮肤黏膜发绀，但循环功能尚能代偿。血压正常或稍高，脉搏快而有力。神志清晰，体温升高可达38~39℃。由于肺水肿使CO_2排出障碍，可导致呼吸性酸中毒，也可因过度换气使CO_2排出过多，造成呼吸性碱中毒。

2. 苍白（或休克）性缺氧阶段 病情持续恶化，呼吸极度困难。严重时全部呼吸辅助肌均参加运动，患者逐渐出现循环衰竭，具体表现为脉细数、不规则，血压下降，皮肤黏膜苍白，出冷汗，逐渐陷入昏迷。此时血氧含量更低，氧化不全产物增加，导致代谢性酸中毒。

（四）恢复期

中毒较轻或经治疗后，肺水肿液可于发病后2~4天内吸收，全身情况好转。咳嗽、气短减轻，痰量减少，体温下降，肺部啰音减少或消失。X线检查、肺功能及血气分析结果逐渐恢复正常。一般在中毒后5~7天基本痊愈，2~3周可恢复健康。但数周内仍有头晕、咽干、食欲缺乏、呼吸循环功能不稳定等症状出现。

如有继发感染，一般在中毒后第3~4天病情恶化。体温继续升高，肺水肿吸收迟缓，在中毒后8~15天可因支气管肺炎而死亡。此外，还可能发生其他并发症，如胸膜炎、支气管炎，偶见肺栓塞、肺坏疽、肺脓肿以及下肢、脑、心、视网膜等处栓塞。

后遗症主要有慢性支气管炎、肺气肿、支气管扩张、晚期肺脓肿、易再次感染结核病等。光气中毒的预后取决于吸入的剂量、病情、救治情况及并发症。潜伏期难以判断预后，出现苍白性窒息者多预后不良。

三、诊断

（一）现场诊断

根据暴露史、中毒症状及体征综合分析作出判断。

1. 氯气　通常被描述为游泳池或沙滩的气味，这将有助于院前氯气暴露的诊断。接触氯气后，伤员的结膜、鼻腔、咽、喉、气管和支气管受到刺激，导致炎症和局部水肿。伤员大量暴露时，肺泡内将充满液体，导致肺淤血、肺水肿而引起喘息。

2. 光气　低浓度时，人体可出现轻微咳嗽、胸闷和呼吸急促。中等浓度会流泪。在高等浓度中暴露2~6小时后出现非心源性肺水肿，并且会在24~48小时内死亡。伤员暴露时，会有咳嗽、窒息、胸部不适、恶心呕吐、头痛和流泪。虽然吸入光气会造成严重的肺部损伤，但可能不会立刻出现。肺水肿发病时会出现胸骨后疼痛、咳嗽、快速浅呼吸、泡沫痰、发绀。

在光气中毒早期出现下列症状之一者，表示中毒程度较重，伤员分类时尤应注意。①面色改变（多为暗白色）、淡漠、少语、有恐惧感。②食欲骤减。③体温升高、呼吸快、呼吸频率和心率比例失常、活动时胸闷、憋气。④白细胞总数增多和中性粒细胞比例明显升高。⑤中毒4小时内胸片显示肺部有异常改变。诊断光气中毒应与刺激性毒剂、氰类毒剂或糜烂性毒剂中毒相鉴别，同时还应注意以光气作为溶剂的混合毒剂中毒的可能性。

（二）影像学诊断指标

X线检查是早期发现肺水肿和监测肺水肿发展的最佳方法。X线检查和形态学检查结果比较证明，X线检查可监测到光气中毒时的早期轻微肺损伤。在大剂量中毒后2~3小时就可监测到改变；在中等剂量中毒后4小时可监测到肺气肿，6小时可监测到肺水肿。吸入剂量与"X线潜伏期"之间存在一定的关系，即吸入光气剂量越大，"X线潜伏期"越短。吸入中等剂量后，只需一般临床潜伏期约一半时间（2~8小时），X线片征象即可监测到肺部改变。因此，对中度中毒患者，在光气暴露2小时后，必须拍摄X线胸片，并在4小时及8小时后追加拍摄，如8小时的胸片正常，则病情可能较轻，发生肺水肿的可能性不大。

（三）分级诊断

早期诊断是指吸入光气后，出现肺水肿前的诊断。早期诊断还能预测肺水肿出现的时间和严重程度。目前尚缺乏专一准确的指标，只能根据临床表现、肺部影像学征象和必要的血气分析结果综合判断。

国家卫生部2011年发布的《职业性急性光气中毒的诊断》标准如下。

1. **轻度中毒**　短时间吸入光气后，出现急性气管-支气管炎，可诊断为轻度中毒。

2. **中度中毒**　凡具有下列情况之一者，可诊断为中度中毒：①急性支气管肺炎。②急性间质性肺水肿。

3. **重度中毒**　凡具有下列情况之一者，可诊断为重度中毒：①肺泡性肺水肿。②急性呼吸窘迫综合征。③休克。

四、救治原则

（一）迅速清除毒物

1. 在染毒区内需立即戴上防毒面具，防止继续吸入毒剂。伤员应由他人为之戴上面具。迅速离开染毒区，脱去面具或口罩和染有光气的衣物。

2. 根据中毒轻重进行检伤分类，中毒较重者应优先转运。有中毒史但无任何症状的伤员，应注意安静、保温、减少活动，择机转运。应对中毒伤员实行全程动态分类，根据伤员的病情变化，实时调整分类级别，以便对伤员实施救治。

（二）紧急复苏

1. 应尽早吸氧治疗，加强气道管理，可早期给予雾化吸入碱性合剂。

2. 呼吸停止、心脏停搏时，应进行立即行心肺复苏术，不宜挤压腹部和口对口人工呼吸。

3. 给予呼气末正压通气呼吸支持，减轻肺水肿。

4. 防止肺水肿，给予激素治疗。

（三）对症治疗

目前光气中毒无特效疗法，转入医院后仍主要采用综合对症支持疗法。治疗原则为纠正缺氧，防治肺水肿、心血管功能障碍，控制感染和对症处理。

1. 纠正缺氧

（1）减少氧耗量：保持安静，控制躁动和不必要的活动，慎用镇静药。

（2）保持呼吸道通畅：早期可吸入碱性合剂。肺水肿出现后，可吸入二甲硅油气雾剂，消除因气泡造成的阻塞，还可采用体位引流。

（3）给氧：尽早吸氧提高动脉血氧饱和度从而纠正缺氧现象，防止或减轻因缺氧造成的代谢障碍及各种系统功能紊乱，并阻断缺氧与肺水肿的恶性循环，限制或减轻肺水肿的发展。

2. 防治肺水肿　　根据其形成原理进行防治。在潜伏期，应尽早发现肺水肿和采取防治措施。除纠正缺氧外，早期应用大剂量激素和呼气末正压呼吸效果较好。

（1）激素：肾上腺皮质激素可降低毛细血管通透性和炎症反应，减轻肺水肿。在肺水肿发生之前可尽早口服泼尼松5~10mg或地塞米松0.75~1.50mg，3~4次/日。在发生肺水肿后，一般用地塞米松5~10mg，3~4次/日或氢化可的松100~300mg，加入10%葡萄糖溶液中静脉滴注，1~2次/日。病情好转后停药。

（2）呼气末正压通气：呼气末正压通气（PEEP）使气道经常保持正压，可提高肺泡压，对抗滤过压，减轻肺水肿，并可防止末梢气道闭塞，使闭塞的肺泡张开，以改善氧合，降低心输出量。可间隔（每小时15分钟）或连续进行呼气末正压通气（压力980.7Pa）。不能进行呼气末正压通气时，进行间歇正压通气（IPPV）也有一定的效果。

（3）使用消泡剂：为了保持呼吸道畅通、改善肺通气及气体交换，提高给氧疗效和阻断水肿液泡沫引起的呼吸道阻塞与缺氧、肺水肿间的恶性循环，在出现肺水肿早期症状和体征时开始使用二甲硅油气雾剂，可取得良好效果；亦可用10%硅酮水溶液或70%~90%乙醇溶液，置于氧气湿化瓶内随氧气吸入。在大量泡沫液充塞呼吸道时，可采用体位引流或负压吸引吸出上呼吸道的泡沫液。必要时可行气管切开术，吸出气管内的泡沫液。

（4）钙剂、阿托品等因可能会加重肺水肿，在治疗光气中毒性肺水肿时不宜使用，禁用吗啡等抑制呼吸的药物。

3. 防治心血管功能障碍　　心血管功能障碍是在肺水肿和缺氧的基础上发生的，因此纠正缺氧和防治肺水肿亦有助于心血管功能的改善。防治心血管功能障碍，改善循环，也有助于纠正缺氧和减轻肺水肿。应避免引起心血管功能障碍的诱因，过度利尿脱水可造成血容量不足，加重血液浓缩。出现心血管功能障碍后，心脏活动减弱会使血压下降，甚至发生休克，应当积极进行抢救。

4. 控制感染　光气中毒时容易发生感染，并可成为晚期死亡的重要原因，因此应早期使用广谱抗生素。继发感染时，应全身使用抗生素或有抑菌作用的中草药。

5. 对症处理　大量维生素C（加入少量50%葡萄糖中）和适量的山莨菪碱（654-2）是治疗光气中毒的常用药物。呼吸衰竭时，可依病情选用呼吸兴奋药，及时纠正酸中毒和电解质紊乱。

6. 其他　鉴于抗严重急性呼吸综合征（SARS）药物筛选研究证明，清开灵注射液在抗全氟异丁烯吸入性肺水肿方面具有良好疗效，另据文献报道，抗氧化剂N-乙酰半胱氨酸具有对抗化学源性肺损伤的疗效，因此建议临床收治光气中毒患者时，可依病情选用清开灵注射液和/或N-乙酰半胱氨酸（鼻腔喷雾或静脉注射，过敏体质者慎用）。

7. 分级治疗

（1）刺激反应一般无须特殊处理，必要时给予对症治疗。

（2）轻度中毒早期吸入碱性合剂，必要时吸氧。病情偏重时口服泼尼松10mg或肌内注射地塞米松5mg，3~4次/日。卧床休息，临床监护24小时。

（3）中度中毒监测中毒患者动脉血气、反复胸部听诊，以及适时拍胸片。卧床休息，限制液体摄入量。鼻导管给氧，同时吸入碱性合剂。肌内注射地塞米松5~10mg，3次/日。早期可给予地西泮10~20mg或异丙嗪12.5~25.0mg。其余对症治疗，预防感染。

（4）重度中毒除按中度中毒处理并监测外，还需持续监测患者生命体征。取半卧位，改善氧合，保持$PaO_2>60\%$。尽早给予地塞米松，一般肌内注射10~20mg，3次/日，病情好转后减量。50%葡萄糖溶液10ml加入维生素C 1g静脉注射。早期应用抗菌药，预防感染。出现肺水肿时，应用二甲硅油气雾剂。慎用利尿药和脱水药。治疗并发症，做好抢救准备。

五、院内救治流程

窒息刺激毒气中毒患者的院内救治需要根据患者中毒程度、院前洗消程度等进行紧急处理和对症治疗，具体院内救治流程见图3-4-1。

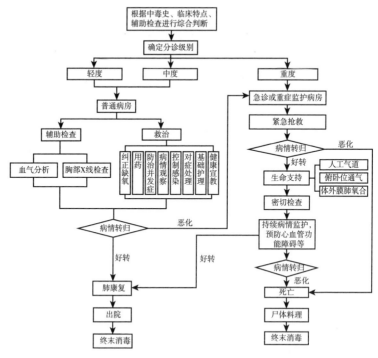

图3-4-1　窒息刺激毒气中毒患者院内救治流程

六、关键护理措施

（一）氧疗护理

参见第二篇第三节。

（二）排痰护理

1. 有效咳嗽 对于清醒的患者，护士可让患者坐起，身体稍前倾，双手环抱一枕。该体位有利于膈肌上升，进行深而慢的腹式呼吸。嘱患者在深吸气末屏气并缩唇，尽可能缓慢地经过口腔呼气，然后深吸一口气后屏气3~5秒，身体前倾进行2~3次短促有力的咳嗽，咳出痰液。咳嗽时收缩腹肌，嘱患者或协助患者用手按压上腹部，帮助咳嗽。若患者痰液排出不畅，也可使用胸部叩击法，促进患者排痰。操作步骤：叩击者手指弯曲、并拢，掌侧呈杯状，从肺底由下向上、由外向内，快速叩击背部。叩击时避开乳房、心脏、锁骨、前胸及脊椎部位。两侧肺部依次进行，每次5分钟，每日至少3次，若肺部炎症明显、痰液多时可增加频次。

2. 体位引流 严格掌握体位引流的禁忌证，据患者病灶部位和耐受程度选择合适的体位。原则上病变部位位于高处，引流支气管开口向下。引流顺序：先上叶，后下叶。餐前30分钟或餐后2小时进行体位引流，2~3次/日，每次15分钟。

3. 排痰仪 宜在餐前1~2小时或餐后2小时进行，按照自下而上、由外向内的顺序依次叩击，叩击头与患者肋缘紧密贴合，注意避开胃肠、心脏部位，根据患者情况设定频率和时间。

4. 氧气雾化 气体流量一般为6~8L/min，将吸嘴放入口中紧闭嘴唇深吸气，用鼻呼气，每次15~20分钟。

（三）用药护理

二甲硅油气雾剂能改变气泡表面张力，使其破裂，从而消除呼吸道内的泡沫。因此在急性肺水肿时使用二甲硅油气雾剂，可消除深部呼吸道和肺泡内的泡沫，改善气体交换。使用时将气雾剂瓶倒置在患者口鼻前约10cm处，在深吸气过程，特别是开始吸气时揿压瓶帽，使药液呈雾状喷出。可连续吸入或与给氧同时进行，可连续使用至泡沫减少，呼吸改善为止。必要时可反复使用。气雾剂温度高于42℃时易胀裂，瓶外防护套为防胀裂用，切勿撕下。温度过低不能喷雾时，应微加热后使用，注意控制温度。

（四）中心静脉导管护理

参见第二篇第三节。

（五）有创动脉压检测

参见第二篇第三节。

（六）俯卧位通气

1. 俯卧位通气操作　操作前2小时需停止鼻饲，翻身前夹闭或外接胃肠引流袋，充分清除气道及口、鼻腔分泌物，妥善固定各种管路，避免牵拉，充分做好镇静、镇痛。至少5人同时实施体位变换。翻身完成后连接并打开所有静脉通路。

2. 俯卧位通气监测　监测患者生命体征，若出现长时间心律失常、SpO_2降低不能纠正，应立即停止；遵医嘱及时进行血气分析；观察受压部位皮肤情况，每2小时改变头部及上肢位置，预防压力性损伤。

（七）体外膜肺氧合护理

1. 管路护理　妥善固定管路，用面积大于 $10cm \times 15cm$ 的无菌透明贴膜固定导管，固定后需保持管路通畅。

2. 病情监测及护理　密切监测患者循环功能、氧代谢、凝血功能、尿量、尿色、意识等指标。观察穿刺部位有无活动性出血、渗血、肿胀等情况，常规每48小时换药一次；当患者有少量渗血时可压迫止血，每24小时换药一次；患者伤口渗血较多时按需更换。观察是否有血栓形成。

（八）病情观察

1. 观察患者生命体征　对于重症患者，护士应该 $0.5 \sim 1.0$ 小时观察患者的意识、瞳孔、血压及生命体征变化。

2. 观察精神和意识状态　注意患者有无情绪不稳定，剧烈头痛、呕吐、烦躁不安等颅内压增高的表现，防止脑水肿的发生；嘱患者保持安静、平卧、头偏向一侧，抬高床头 $15° \sim 30°$，以利于颅内静脉回流，减轻脑水肿。

3. 观察及维护心肺功能　护士应当密切观察患者有无呼吸困难、气短、发绀、肺部啰音，防止肺水肿。观察患者的心率、心律、心音的变化，加强心电监护，防止发生心力衰竭。

（九）预防院内感染护理

参见第二篇第三节。

（十）营养支持

参见第二篇第三节。

（十一）人工气道管理

参见第二篇第三节。

（十二）肺康复训练

1. 咳嗽训练 ①指导性咳嗽：指导患者先进行5~6次深呼吸，然后张口浅咳一下，将痰液咳至咽部，然后再用力，迅速将痰液咳出。②刺激咳痰法：指导患者进行5~6次深呼吸后，在患者吸气末，护士手指适当按压患者环状甲骨与胸骨交界处，刺激气管壁，引起患者咳嗽、咳痰。

2. 呼吸操 ①双手叉腰，吸气，随着呼吸转头。②一手搭肩，一手侧平举吸气，随旋转呼气。③双手叉腰，抬腿吸气，呼气收腿。④平举双手吸气，呼气时抱胸。⑤双手叉腰，迈左腿吸气，呼气收腿。⑥双手叉腰，迈右腿吸气，呼气收腿。⑦双手叉腰，吸气时鼓腹，呼气时收腹弯腰。⑧平静呼吸及放松。

3. 缩唇呼吸与腹式呼吸相结合 指导患者用鼻深吸气，如闻鲜花一样，屏住呼吸1~2秒，然后用嘴呼气，呼气时将双唇缩拢，做吹口哨状，使气体经过缩窄的双唇之间缓慢呼出，中间可停顿1~2次，吸气与呼吸的时间比为1∶2或1∶3。

4. 呼吸功能锻炼仪 锻炼前，让患者先深呼一口气，然后用口含住吸气软管，慢慢吸气；白色活塞顶部升到目标刻度后，保持吸气状态停顿5~10秒，待白色活塞下降至底部，松开吸管、平静呼气。根据患者病情，每天可练习2次，每次10~15分钟。

（十三）心肺复苏

参见第一篇第二节。

（十四）心理护理

参见第二篇第四节。

第五节　芥子气中毒

一、概述

糜烂性毒剂是化学毒剂，又称起疱剂，通过皮肤、眼、呼吸道、消化道等途径使人中毒，引起皮肤、黏膜组织细胞损伤，产生糜烂、坏死等病理变化，可经局部吸收到体内，引起全身中毒症状。外军装备的糜烂性毒剂有芥子气、路易氏剂等，其形态有液滴态、蒸气态和雾态。芥子气通常与路易氏剂混合使用，从而降低芥子气的凝固点，以适合寒区使用。本节重点以芥子气中毒的救治进行详细阐述。

（一）芥子气的理化性质

芥子气（二氯二乙硫醚）是一种油性液体并且有类似于芥末酱、大蒜、洋葱或者辣根的气味，能够渗透皮肤、橡胶手套、许多纺织品。芥子气是性质稳定的毒剂，但在高温环境中会变成一种极危险的毒蒸气。芥子气气体的毒性是氯化物气体毒性的3倍。

（二）药物代谢动力学

芥子气可通过皮肤、眼、呼吸道、消化道等途径使人中毒。除引起接触部位皮肤或黏膜组织细胞损伤外，还可经局部吸收至体内，引起不同程度的全身中毒。液滴或蒸气态芥子气皮肤染毒后，约10%的芥子气可与皮肤结合成为"固定"芥子气，其余90%的游离芥子气可通过血液循环分布到肾、肝、胃肠道和肺等。炎热及潮湿环境可以提高芥子气对皮肤的穿透速率。原形芥子气在体内存留时间很短，一部分经体内代谢变为无毒或低毒物，另一部分与体内脱氧核糖核酸（DNA）、核糖核酸（RNA）、某些蛋白质、酶等起反应，形成烃化产物，使细胞代谢功能发生障碍，产生变性、炎症、坏死等病变。淋巴组织、骨髓造血组织、肠黏膜上皮组织及睾丸生精小管对芥子气较为敏感，是芥子气吸收中毒的主要损伤部位。需要强调的是，芥子气在进入机体后即可通过结合、水解等方式迅速代谢，数分钟后血液、组织和疱液内则不会含有游离芥子气，故医务人员不存在染毒的危险。

二、临床表现

芥子气中毒时没有疼痛，有潜伏期，损伤皮肤愈合后常有色素沉着。不同部位及全身吸收中毒表现也有所差异。

（一）皮肤损伤

常发生在身体的暴露处及会阴、腋窝、腘窝等皮肤薄嫩而敏感部位。液态芥子气比气态芥子气染毒引起的损伤潜伏期短而严重。潜伏期后出现红斑，损伤轻时红斑逐渐减退，损伤重时通常于红斑期后出现水疱，数日后水疱破裂形成溃疡。严重损伤时可不发生水疱，直接形成凝固性坏死。

（二）眼损伤

眼对芥子气比皮肤和呼吸道更为敏感。眼中毒一般由蒸气态或雾态芥子气所引起，极少数由液滴状芥子气直接溅入眼内所致。潜伏期后出现不同程度的结膜炎、眼睑炎和角膜炎等症状，液滴态染毒常致重度中毒，可引起虹膜睫状体炎，角膜溃疡、坏死，甚至穿孔。但重度中毒较少见。

（三）呼吸道损伤

呼吸道损伤是由于吸入芥子气蒸气或雾滴引起，损伤程度取决于毒剂浓度和接触时间。上呼吸道损伤程度一般较下呼吸道重。潜伏期后中毒症状为急性鼻咽喉炎、气管炎和支气管炎等，严重时可致出血和假膜性气管炎、支气管炎。

（四）消化道损伤

消化道损伤主要由于误服芥子气染毒水或食物所引起，重度皮肤及呼吸道吸收中毒也可见到有消化道症状。经口腔摄入中毒的特点是损伤上消化道，以胃为主；非经口腔摄入中毒的特点是损伤下消化道，以小肠为主。

（五）全身吸收中毒

较大面积皮肤接触、口腔摄入和呼吸道吸入染毒，都可引起全身吸收中毒，潜伏期后出现不同程度的神经、消化、血液和心血管系统症状和体征，早期有恶心、呕吐、食欲缺乏、头痛、头晕。外周血白细胞总数暂时增加，2~3天后迅速减少。中毒越严重，白细胞计数减少越明显，细胞质量改变和淋巴细胞减少亦越明显。严重中毒时心律失常，血压下降，白细胞计数极度减少，红细胞和血小板计数也明显减少。中性粒细胞和淋巴细胞形态上可见核浓缩、核破裂、异形，细胞质空泡或中毒颗粒。

（六）后遗症

可能有视力减退、失明、慢性支气管炎、皮肤瘢痕、手指运动障碍、尿道狭窄、包皮与龟头粘连等。芥子气过敏者再次染毒时可出现麻疹样皮炎，在原损伤区附近产生湿疹样皮炎。严重眼染毒者病变常易复发。

三、诊断

（一）现场诊断

现场可根据中毒病史、症状特点及毒剂侦检结果，综合分析作出判断，并注意和路易氏剂中毒的鉴别诊断。

1. 中毒病史　人员是否在染毒区停留过，停留时间长短。现场地面和植物上有无油状液滴，是否闻到过类似大蒜的气味。伤员使用过何种防护器材，使用是否及时。注意现场中毒伤员的人数，在同一地区同时有大批伤员出现，同时有皮肤红斑、水疱，伴有眼及呼吸道损伤，应特别注意有糜烂性毒剂中毒的可能。

2. 症状特点　无防护人员常在数小时的潜伏期后相继出现眼、呼吸道和皮肤损伤，甚至伴有神经、血液和消化系统损伤的临床表现。

3. 毒剂检定　用FZZ01型侦毒纸及85型检水检毒箱对伤员服装、可疑饮水或食物等进行毒剂检定，以明确诊断。

（二）实验室诊断指标

1. X线检查　呼吸道损伤时拍摄胸片或透视检查可辅助诊断。

2. 血液检查　特别是对白细胞总数的检查，对判断中毒程度及预后有重要参考价值。

3. 尿液检查　中毒后1周内测出尿中硫二甘醇升高有助于诊断。

四、救治原则

（一）迅速清除毒物

1. 立即将患者撤离中毒现场。

2. 院前洗消 糜烂性毒剂污染处应立即洗消去除，越早效果越好。此外，在开展急救时需使用防毒面具及个人防护装备。进入现场前需仔细检查并正确穿戴。减少在染毒区域的停留时间，禁止在该区域内进食、饮水或吸烟。离开染毒区后应对防护装备进行洗消处理。

（1）当皮肤染毒时，可先用纱布吸附毒剂，然后用军用制式皮肤消毒剂对染毒皮肤和衣物进行消毒。在没有军用制式皮肤消毒剂时，可采用其他消毒液或粉进行替代消毒，如1∶5漂白粉浆、漂白粉和滑石粉（1∶1）混合粉剂。洗消后10分钟可用水将消毒剂冲洗掉，无水时用布擦除，减少皮肤刺激。

（2）伤口染毒时，立即用纱布将伤口内毒剂液滴吸附去除，再用消毒液加数倍量水或不加水冲洗伤口，外伤按照创伤救治流程处理，及时转运后送。

（3）眼染毒时，应用2%碳酸氢钠、生理盐水或清水彻底冲洗，越早效果越好。

（二）对症治疗

目前尚无有效的、可实际应用的芥子气抗毒药。主要采用对症和支持疗法。

1. 对于生命体征稳定的伤员，或已脱离污染区的伤员，应当先洗消，后处理损伤，不经洗消的伤员不能进入清洁区，以免造成污染扩散。

（1）皮肤和伤口洗消后，在现场注意保护创面，简单包扎，保留水疱。

（2）眼中毒快速彻底冲洗后，应用抗生素眼药水滴眼治疗。

（3）离开毒区后用2%碳酸氢钠、0.3%~0.5%氯胺水溶液或普通净水漱口和冲洗鼻咽部。

（4）呼吸道中毒的患者应保持气道通畅，加强气道管理。

（5）全身中毒的患者应早期吸氧、静脉补液扩容治疗，预防休克。

2. 转入医院后，对局部和全身损伤采取中西医结合的综合救治措施。

（1）皮肤中毒：治疗原则基本同普通热烧伤。原则是止痒、镇痛、保护创面、预防和治疗感染、促进创面愈合，禁用刺激性药物。①红斑局部涂敷抗炎、消肿、清凉止痒外用药。②水疱注意保留疱皮，保护创面。小水疱无须处理待其自行干燥吸收。大水疱有胀痛时，应低位穿刺排液。③溃疡治疗原则同普通热烧伤。如有明显炎症及坏死的创面，要采用抗感染和去腐生新的措施。避免使用刺激性大的药物。④会阴部创面应采用暴露疗法，注意加强护理，防止大小便污染。

（2）眼中毒：治疗原则同一般眼化学烧伤，加强预防感染，对眼痛或眼睑痉挛进行对症处理。

（3）呼吸道中毒：治疗原则是预防继发感染、对症和支持疗法。①咽喉炎、气管炎较重时，尽早全身应用及雾化吸入抗生素。根据情况给予镇咳药或祛痰药。②严重呼吸道损伤有假膜形成时，按支气管肺炎治疗。应严格控制感染，并大量吸入热蒸汽，雾化吸入4%碳酸氢钠或糜蛋白酶，服用祛痰药，促进假膜软化并用纤维支气管镜夹出假膜，以保持呼吸道通畅。有出血时给予止血药。

（4）消化道中毒：①剧烈呕吐、腹泻时给予镇吐药及解痉药，同时维持营养以及水和电解质平衡。②消化道有溃疡病变给予相应治疗。③积极治疗全身吸收中毒，防治感染。

（5）全身吸收中毒：采取综合治疗，防治休克、感染，促进造血功能恢复，及时补充营养，加强护理。轻、中、重度各型伤员均需住院治疗。

五、院内救治流程

芥子气中毒患者的院内救治需要根据患者中毒程度、院前洗消程度等进行紧急处理和对症治疗，具体院内救治流程见图3-5-1。

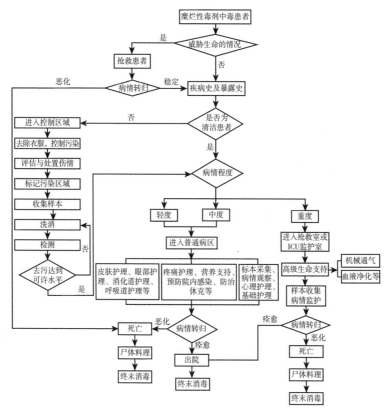

图3-5-1 芥子气中毒患者院内救治流程

六、关键护理措施

（一）洗消护理

1. 皮肤洗消 染毒处应立即消毒，如毒剂已透过衣服渗到皮肤，应尽快脱去染毒衣物，直接在染毒皮肤上消毒。先用纱布或手帕等织物将毒剂蘸吸（勿来回擦以免染毒面积扩大），然后用军用制式皮肤消毒剂对染毒皮肤和服装进行消毒。在没有该消毒剂时，可采用下列消毒液或粉进行消毒：20%一氯胺乙醇溶液或水溶液、1∶5漂白粉浆、1∶10三次氯酸钙合二氢氧化钙（三合二悬液）、1∶10次氯酸钙悬浮液、1∶1漂白粉和滑石粉混合粉剂。上述消毒液或粉均应现用现配，久置后消毒效果降低或无效。为减少皮肤刺激，消毒10分钟后用水将消毒剂冲洗掉，无水时用布擦掉。对无法冲洗的伤口，可用5%~10%氯胺溶液浸湿的棉花填塞于伤口内。

2. 眼部洗消 染毒时应及时进行彻底冲洗。冲洗液可用2%碳酸氢钠溶液、0.5%氯胺溶液或生理盐水、清水。争取在1~2分钟内完成，越快越好，否则效果不佳。眼、腹部脏器禁用次氯酸盐溶液消毒，以免导致角膜混浊及腹部脏器粘连。

（二）高热护理

1. 病情观察 定时监测患者体温变化，每天至少测量4次，同时密切关注患者生命体征、意识状态、全身皮肤情况等。

2. 降温护理 首选冰袋、温水擦浴等物理降温方式。高热患者遵医嘱应用冰帽、冰毯及冰盐水灌肠等方式进行降温，若体温下降不明显，遵医嘱给予药物降温，采取降温措施30分钟后应再次测量体温。

3. 补充水分及营养　鼓励患者多饮水，进食高热量、易消化的流质或半流质饮食，失水明显或不能进食的患者遵医嘱静脉补液。

4. 保持皮肤清洁　大量出汗的患者应做好皮肤护理，及时更换衣服和被褥。

5. 口腔护理　高热患者唾液分泌量减少，应注意保持口腔清洁，口唇干裂者涂以保护剂，保持口唇湿润、舒适。重症昏迷患者应每日行口腔护理2次。

（三）皮肤护理

1. 皮肤观察　尤其注意身体的暴露处及会阴、腋窝、腘窝等皮肤薄嫩而敏感部位。治疗原则是止痒、镇痛、保护创面、预防和治疗感染、促进创面愈合。禁用刺激性药物。

2. 皮肤红斑护理　红斑局部涂敷抗炎、消肿、清凉止痒外用药。如糖皮质激素类或非激素类霜剂、炉甘石洗剂、3%硼酸水或其他止痒消炎剂湿敷或凉水浸泡。红斑面积较大可口服抗过敏药，如口服泼尼松5~10mg，或地塞米松2~5mg，每日2~3次。避免压迫、摩擦、搔抓等机械性刺激。

3. 皮肤水疱护理　保护创面，小水疱无须处理待其自行干燥吸收，大水疱有胀痛时，应低位穿刺排液。对破溃或疱液凝固的水疱，严格执行无菌操作清除疱皮和凝固的疱液，然后覆盖或包扎，用生理盐水或1∶5000呋喃西林液湿敷。

4. 皮肤溃疡护理　溃疡治疗原则同普通热烧伤。如有明显炎症及坏死的创面，要采用抗感染和去腐生新的措施。对功能部位或深Ⅱ度以上的损伤或溃疡，应适时植皮。避免使用刺激性大的药物。

5. 会阴创面护理　会阴部损伤应采用暴露疗法。创面注意加强护理，防止大小便污染。在暴露创面的情况下可用1∶5000高锰酸钾溶液冲洗或坐浴，一日数次；未溃烂时可涂少许液状石蜡等，溃烂后用抗菌溶液间断喷涂、湿敷，或用抗菌油纱布覆盖；深度溃疡感染创面，可植皮修复。

6. 臀部护理　充分暴露创面，侧卧位休息为主，防止被褥、衣物摩擦，减少感染机会，用0.1%新洁尔灭溶液冲洗创面，并涂以磺胺嘧啶银乳膏，初期渗液多采用红外线灯照射2次/日，每次30分钟，灯与创面的距离50cm。及时清除分泌物，将消毒液浸泡过的浴盆加入2/3水，按照用水量，配制成1∶5000高锰酸钾溶液，水温39℃左右，热水坐浴2次/日，每次30~60分钟。大便后及时用温盐水冲洗。

（四）眼部护理

1. 眼部清洁　早晚用温生理盐水轻轻冲洗，睡前在眼睑缘涂抗生素或凡士林。

2. 预防感染　用抗生素眼药水滴眼，轻度和中度损伤时，可用糖皮质激素类眼药水交替使用，保证病房光线适中，嘱患者多闭眼休息，晚睡前涂红霉素眼药膏。

3. 眼部痉挛护理　眼睑痉挛剧烈时，用0.5%丁卡因滴眼。

4. 角膜损伤护理　有角膜损伤时，用1%的阿托品扩瞳以防虹膜粘连。可用新鲜自体血液滴眼，一日数次。

（五）呼吸道护理

1. 清理呼吸道　离开毒区后用2%碳酸氢钠、0.3%~0.5%氯胺溶液或普通净水漱口并冲洗鼻腔。

2. 鼻导管给氧　气体流量通常从 5L/min 起上调，监测患者呼吸频率、SpO_2 或动脉血气结果，关注患者是否出现憋气、口唇及甲床发绀等情况，保持氧气湿化。

3. 经鼻高流量氧疗　若患者呼吸窘迫加重，应遵医嘱给予高流量鼻导管，气体流量通常从 20L/min 起始，逐步上调至 50~60L/min，保持氧气湿化，当鼻导管吸氧不能维持氧合时，应考虑无创或有创机械通气治疗。

4. 雾化吸入　根据情况给予镇咳药或祛痰药，雾化吸入抗生素。严重呼吸道损伤有假膜形成时，应严格控制感染，并大量吸入热蒸气，雾化吸入 4% 碳酸氢钠或糜蛋白酶，服用祛痰药，促进假膜软化。

5. 吸痰　吸痰时动作要特别轻柔，避免出血。假膜形成时，可用纤维支气管镜夹出，以保持呼吸道通畅。有出血时给予止血药。

6. 高通量湿化仪护理　正确连接电源、氧源，保证管路与仪器连接正确且管路通畅；将灭菌注射用水与自动加水器连接，保证湿化罐内液体量适宜；根据病情设置调节参数，可调区间为湿化温度 31~37℃、流量 10~70L/min、氧浓度 21%~100%；使用时观察患者有无不适、呼吸状况和 SpO_2。

（六）消化道护理

1. 洗胃技术　染毒时应立即用手指反复刺激舌根，引起呕吐。遵医嘱尽早洗胃，洗胃液可用 2% 碳酸氢钠或 0.5% 氯胺溶液，每次 500ml，反复冲洗 10 余次。温度要适宜，压力不能过大，以免加重黏膜损伤。洗胃后再给予 10~20g 活性炭加水 100ml 吞服。洗胃液及早期呕吐物应及时消毒。

2. 维持水电解质平衡　剧烈呕吐、腹泻时给予镇吐药及解痉药，同时维持营养以及水和电解质平衡。

3. 肠内营养　确认鼻饲管处于正确位置；遵循由稀到浓、由慢到快、由少到多的原则；持续肠内营养患者，应密切监测其胃潴留量；持续肠内营养患者，每4小时冲洗一次鼻饲管；肠内营养结束后予生理盐水15~20ml冲洗管路，高钠血症患者可用灭菌注射用水或温开水；肠内营养液避免加入其他药物，防止营养液变质而堵塞管腔。

4. 肠外营养　匀速泵入，避免引起血糖波动，定时监测血糖；营养液24小时内输注完毕；定期监测患者营养指标及电解质情况，预防并发症。

（七）疼痛护理

1. 疼痛干预　可遵医嘱预防性地给予镇痛药。应考虑使用来自不同类别的药物，个性化、多模式疼痛管理方法。腹痛剧烈时服用颠茄浸膏或注射阿托品等解痉药，但对于有消化道损伤者应慎用。

2. 镇静护理　烦躁不安者用镇静药，有严重兴奋和惊厥时用苯巴比妥或其他巴比妥类药物。

（八）预防院内感染护理

1. 用药护理　尽早给予抗感染药，当有白细胞计数减少或皮肤创面、呼吸道、消化道发生感染时，则按内、外科和细菌学检查结果及时选用适宜的抗生素。有严重败血症而出现内毒素性休克时，可联合应用糖皮质激素和抗生素，应避免使用对造血功能有抑制作用的药物。

2. 导管相关感染预防及处理　参见第二篇第三节。

3. 呼吸机相关肺炎预防及处理 参见第二篇第三节。

4. 导尿管相关泌尿系统感染预防及处理 参见第二篇第三节。

（九）物品及环境消毒

1. 衣物消毒 衣物染毒后，迅速使用纱布等物品擦拭毒剂液滴染毒部位，也可将染毒衣物剪去。必要时，应脱下染毒衣物，并集中于指定地点，之后再做消毒处理。煮沸消毒法：将染毒衣物在2%碳酸钠水溶液中煮沸，然后水洗、晾干；热空气消毒法：将染毒的衣物、设备放在消毒室内，向室内通入一定温度的热空气，使毒剂不断蒸发或分解，操作期间要不断换气以排出毒剂蒸气，通常1~2分钟换气一次；洗涤消毒法：对棉布、合成纤维和橡胶制品，可用洗衣粉或肥皂水浸泡1小时，洗涤、晾干。

2. 地面消毒 对硬质地面可用漂白粉浆、三合二悬浮液或10%次氯酸钙溶液消毒。

3. 防护用品消毒 被毒剂污染的医疗卫生用品必须及时更换和消毒。防毒面具、防毒衣、防毒手套、靴套等个人防护器材一般为橡胶制品，在使用后应尽早消毒。

4. 尸体料理 根据死亡前机体医疗处理情况选择合适的方式处理，需通知家属并征得同意。

（1）未经任何医疗处理的机体死亡后应穿相应防护设备进行洗消、回收并尽快转移处理（焚烧）。

（2）经洗消及皮肤、呼吸道、消化道护理后机体死亡的，可进行常规尸体料理，并尽快转移处理。

（3）经治疗一段时间后因并发症死亡的机体，进行常规尸体料理。

（十）心理护理

中毒患者缺乏思想准备，担心治疗不彻底，遗留后遗症，产生焦虑、紧张心理，情绪低落。可以耐心倾听患者的心声，针对患者的情绪反应，生活上多关心照顾。主动向患者介绍芥子气中毒的相关知识。根据皮肤损伤的不同时期，针对性地介绍芥子气中毒皮肤损伤治疗原则和方法以及注意事项。具体参见第二篇第四节。

第六节　氰化物中毒

一、概述

全身中毒剂，也称血液毒，具有作用快速和毒性强的特点，属于速效杀伤性毒剂。其主要代表是氢氰酸（hydrogen cyanide，HCN）和氯化氰（cyanogen chloride，CNCl），由于此类毒剂多为无机氰类化合物，有时也被称作氰类毒剂。氰化物离子几乎广泛存在于所有生物中。许多植物的果实和种子，如樱桃、桃子、杏仁和利马豆都含有氰化物，在被酶降解后能够释放出游离氰，易被吞食或者吸入引起中毒。氰化物也广泛应用于电镀、矿产开采、印染、印刷、摄影、农业生产、塑料制造等产业。本节重点以氰类中毒的救治进行详细阐述。

（一）理化特性

氢氰酸纯品为无色水样液体，有苦杏仁味，易挥发，能很快达到饱和浓度产生杀伤作用，沸点26.5℃，0.034mg/L便可嗅出，在高浓度下对嗅神经有麻痹作用。氢氰酸能与水以任意比例混合，造成水源染毒；也易溶于乙醇、乙醚、氯仿、苯、丙酮等有机溶剂。由于氢氰酸分子小，活性炭对其吸附力差，因此，防毒面具、活性炭对氢氰酸的防护能力弱，有效防护时间短于其他毒剂。氢氰酸与水作用缓慢，加热可加速分解，但挥发出的氢氰酸仍能通过吸入染毒。氢氰酸与碱作用后可生成剧毒固体产物，如氢氰酸与氢氧化钠反应生成氰化钠。另外，在碱性条件下氢氰酸与硫酸亚铁作用后生成无毒的亚铁氰化物。氯化氰沸点12.6℃，室温下为无色气体，但一般以液态储存，有强烈刺激和苦辣味，对眼及呼吸道黏膜有较强的刺激作用，但毒性较氢氰酸小。

（二）药物代谢动力学

氰类对人体的主要毒害作用是破坏机体和细胞的呼吸功能，通过抑制体内含有三价铁（高铁）的细胞色素氧化酶活性，形成氰化高铁细胞色素氧化酶，从而使这些酶类失去传递电子能力，细胞和组织虽有氧但不能有效利用，造成细胞内窒息，引起机体中毒和死亡。正常情况下，人体对氰化物有一定的解毒能力，如果中毒浓度不大，只要及时脱离染毒环境，可以使中毒症状逐步缓解。

其毒性的大小取决于氰化物进入机体后释放出氰离子的速度，释放氰离子速度越快毒性越大，反之则小。一般而言，氢氰酸对人的吸入致死浓度（LD）是15mg/L（3分钟），而氯化氰吸入半数致死浓时积（LCt_{50}）为11mg·min/m³。神经系统对氰化物特别敏感，其中呼吸中枢尤为敏感，高浓度氰化物可迅速抑制呼吸中枢，导致呼吸麻痹，因此，应特别注意在氰化物染毒环境中对呼吸道的有效防护。含卤族元素的氰化物对黏膜有明显的刺激作用，有潜伏期，并能引起肺水肿，在防治上应注意。

二、临床表现

（一）氢氰酸中毒的临床表现

氢氰酸中毒的临床表现与接触浓度直接相关。极高浓度下可以突然发生意识丧失、呼吸极度困难、跌倒、抽搐，呼吸立即停止，无其他典型的临床症状，直至心搏停止。

1. 低浓度环境中毒　最先感觉全身无力、头痛、头晕、口腔及舌根发麻、恶心、胃部不适、呼吸不畅、不安、心前区疼痛。此时若能较迅速脱离染毒区，症状可以逐步缓解、消失，一般不需要药物治疗。

2. 严重中毒　对于中毒浓度较大，接触时间长而又未及时防护者，可出现以下临床表现，见表3-6-1。

表3-6-1　氢氰酸严重中毒的临床表现

时　期	临床表现
前驱期（刺激期）	接触后口腔有苦杏仁或金属味，喉头发痒、咽部不适、口唇舌发麻、头痛、头晕、恶心、呕吐、呼吸频率和心率加快，不安等症状。如能及时脱离染毒，症状会逐步缓解
呼吸困难期	胸部紧迫感、呼吸困难、全身乏力、心前区疼痛、心率减慢、有恐惧感、烦躁不安、步态不稳、意识模糊、颜面及皮肤呈红色等
惊厥期	失去知觉，抽搐或全身强直性痉挛，角弓反张、意识丧失、瞳孔散大、呼吸极度困难或暂停、大小便失禁、心率加快等

时　期	临床表现
麻痹期	经长时期抽搐后惊厥停止，横纹肌松弛、肌张力下降、反射消失、心率减慢、呼吸微弱或停止。一般呼吸停止后，心跳仍可维持几分钟，此时若急救得当，仍可挽救患者生命

（二）氯化氰中毒的临床表现

氯化氰对眼及呼吸道黏膜有比较明显的刺激作用，流泪、咳嗽、咽部刺激感为主要刺激症状，主要以呼吸道吸入中毒为主，液滴也可通过皮肤吸收。氯化氰进入机体后产生氢氰酸，呈现氢氰酸中毒症状，但应注意其所含氯原子对呼吸道和肺部的刺激作用及其可能引起的肺水肿。

三、诊断

（一）现场诊断

根据中毒病史、中毒症状及体征、化验检查和毒剂侦检结果，综合分析作出判断。

1. 中毒病史　是否暴露于化学突发事件现场，现场中有大批类似氰化物中毒症状人员出现，应考虑氰类毒剂中毒可能性。

2. 中毒症状　氢氰酸中毒来势迅猛，症状发展较快，如突然感到呼吸不畅、闻到苦杏仁味、胸闷、呼吸困难、皮肤呈红色、抽搐。氯化氰中毒有明显的呼吸道及眼刺激症状，有苦辣味等临床表现时，应予考虑。

3. 化验检查　目前尚无现场条件下快速检验方法。

4. 毒剂侦检　军方可使用防化侦毒装备对现场进行侦察，环保部门可以使用检水检毒箱（盒）对染毒区水、泥土及食物进行检毒。

5. 鉴别诊断　氰化物中毒必须与神经性毒剂、一氧化碳、刺激性毒剂中毒进行鉴别。鉴别主要依据中毒病史、中毒症状、化验检查、毒剂侦检等。

（二）实验室诊断指标

实验室可检测血氰浓度或检查尿中硫氰酸盐含量是否异常，以进一步证实患者中毒情况。

四、救治原则

（一）迅速清除毒物

急救时需使用防毒面具及个人防护装备。进入现场前需仔细检查并正确穿戴。防毒面具对氰类毒剂防护时间短，应减少在染毒区域的停留时间。此外，开展现场急救工作时，可服用抗氰预防药——抗氰胶囊。

1. 中毒者及时戴防毒面具，或采取其他防护措施。

2. 立即将患者撤离中毒现场，或转移到上风、侧风方向。

3. 氰类毒剂皮肤染毒后，可以用肥皂水洗消去污。

（二）紧急复苏

1. 吸氧、气道管理，必要时行机械通气。

2. 对呼吸、心脏停搏者及时行人工呼吸或体外心脏按压，以及心肺复苏措施。

（三）抗毒治疗

早期使用抗毒药是治疗氰化物中毒的根本措施。中毒早期能及时给予抗毒治疗是防止惊厥、减少并发症和使患者早期康复的关键。抗毒药包括抗氰急救注射液、亚硝酸钠、亚甲蓝、供硫剂、羟钴胺等。

1. 抗氰自动注射针　应用于突发氰类毒剂化学突发事件，是中毒场所的自救互救应急药物，具有使用方便、解毒作用快、特效等特点。在救援过程中或转运途中根据伤员病情确定是否进行注射。

2. 转入医院后，根据病情合理选用药物并择期停药。

（1）高铁血红蛋白形成剂：4-二甲氨基苯酚（4-DMAP）、亚硝酸类药物（亚硝酸异戊酯、亚硝酸钠）都是快速有效的抗毒药。高铁血红蛋白形成剂能氧化血红蛋白生成高铁血红蛋白，后者与细胞色素氧化酶竞争氰离子，形成氰化高铁血红蛋白，使中毒酶恢复活性而解毒。很多早期从事这方面工作的科研人员，推荐用亚硝酸类药物或亚甲蓝作为高铁血红蛋白形成剂，治疗氰化物中毒，但上述药物均有一定的不足或副作用，如亚硝酸类药物给药途径受限且对血管有扩张作用。1969年Kiese从8个氨基苯酚化合物评比中，发现4-DMAP在各种动物和人血中形成高铁血红蛋白最快，且毒副作用小，因此推荐4-DMAP作为抗氰药。高铁血红蛋白形成剂的种类及特点见表3-6-2。

氰离子与高铁血红蛋白结合不牢固，一段时间后，氰离子还会分离出来，再与高铁型细胞色素氧化酶结合，引起中毒症状复发（特别是严重中毒者），致使抗毒治疗不彻底。因此，对氰化物严重中毒者，使用高铁血红蛋白形成剂后，应合并使用硫代硫酸钠，可达到彻底治疗的目的，不会出现症状反复。

表3-6-2 高铁血红蛋白形成剂的种类及特点

药　名	特　点
抗氰急救注射液	抗毒效价高，给药方便，副作用小
亚硝酸钠	虽然起效慢，有一定副作用，但也不失为一种有效的抗毒药
亚甲蓝	有一定的解毒作用，在无亚硝酸钠等药物时可以采用

（2）供硫剂：在体内可离解出硫离子，硫离子在硫氰生成酶的作用下生成硫氰酸盐从尿液排出，从而达到解毒目的。但是供硫剂如硫代硫酸钠必须静脉注射，单独使用起效慢，达不到及时解毒的目的，故一般在使用高铁血红蛋白形成剂后使用。

（3）钴类化合物：是氰化物中毒的解毒药，文献报道钴在机体内直接与氰离子的结合能力大于氰离子与细胞色素氧化酶的结合力。钴与氰离子可形成稳定的无毒氰钴酸盐或氰高钴酸盐后随尿排出。钴不但能迅速与血液中的氰离子结合，而且能穿透细胞膜与进入到组织中的氰离子结合，临床上常用的钴类化合物有依地酸二钴（Co2-EDTA）、羟钴胺、钴组胺等。

（4）含酮或醛的化合物：解毒机制是氰离子容易与含酮或醛的化合物结合生成低毒稳定的氰醇化合物。但是这一过程作用缓慢，对于急性重度中毒者达不到治疗效果，但对轻度中毒者可起一定的解毒作用，如与高浓度葡萄糖或亚甲蓝合用效果更好。

五、院内救治流程

氰类毒物的性状主要为液体和气态，中毒途径主要包含消化道中毒、呼吸道中毒和皮肤中毒3种，根据患者中毒毒物和中毒途径可将患者分为轻症和重症，二者有不同的救治流程，具体院内救治流程见图3-6-1。

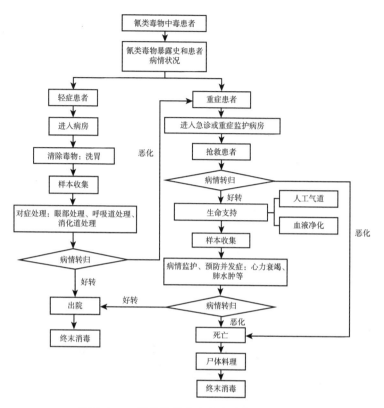

图 3-6-1　氰类毒物中毒患者院内救治流程

六、关键护理措施

（一）氧疗护理

1. 氧疗方式　可采用鼻导管或面罩给氧，发生严重急性呼吸衰竭时，给予呼吸机支持治疗。中、重度中毒患者可考虑进行高压氧治疗。

（1）氧气吸入：早期立刻给予高流量吸氧（6~8L/min），缺氧症状改善的表现为口唇皮肤黏膜颜色转为正常。当呼吸功能障碍时，口唇黏膜可由鲜红色转为发绀，此时为避免持续高流量吸氧的副作用，缺氧症状改善后应及时将吸氧改为持续低流量吸氧（1~2L/min）。

（2）雾化吸入：给予生理盐水30ml、α-糜蛋白酶4000U、庆大霉素8万U、氨茶碱0.25g超声雾化吸入，使气道湿化、雾化，减轻氯化物对呼吸道黏膜的刺激，一般每次15~20分钟。

（3）高通量湿化仪：参见第三篇第五节。

2. **注意事项** ①用棉签清洁鼻腔并检查鼻腔有无分泌物堵塞及异常。②润滑并检查鼻导管前端，将鼻氧管前端插入鼻孔内约1cm，导管环固定稳妥，松紧适宜。③保持吸氧管路通畅。④保持氧气湿化，及时添加湿化液。⑤记录给氧时间、气体流量，观察氧气装置有无漏气、患者有无氧疗不良反应。

（二）阻止毒物吸收

1. **洗胃护理技术操作要点** 洗胃应尽早进行，可以使用（1∶15 000）~（1∶20 000）高锰酸钾溶液洗胃，在洗胃过程中随时观察呼吸与心率变化，当发现呼吸减慢，立即终止洗胃。插胃管前用液状石蜡润滑胃管前端，润滑插入长度的1/3，插入长度为前额发际至剑突的距离，由口腔插入55~60cm，检查胃管确定在胃内，妥善固定胃管；按照要求将胃管与洗胃机连接好，进行洗胃，直至洗出液澄清无味为止；记录灌洗液名称、量，洗出液的颜色、气味、性质、量，患者的全身反应。

2. **洗胃护理技术注意事项** ①洗胃的同时注意给药，同时给亚甲蓝500mg及硫代硫酸钠30支分次静脉推注，呋塞米20mg、地塞米松10mg静脉推注，静脉推注解毒药。②对于意识障碍的患者，在洗胃前应做好气道保护，必要时可行气管插管后再行洗胃。③严格掌握洗胃适应证与禁忌证，上消化道溃疡、食管静脉曲张、胃癌等患者一般不洗胃，昏迷患者洗胃应谨慎。④洗胃过程中应随时观察患者的面色、生命体征、意识、瞳孔变化、口鼻腔黏膜情况及口中气味等。洗胃并发症包括急性胃扩张、胃穿孔、水及电解质紊乱等，及时观察并做好相应的急救措施。⑤洗胃后注意患者胃内毒物清除情况，中毒症状有无得到缓解或控制。

（三）用药护理

使用不同的高铁血红蛋白形成剂，护士需要注意观察的内容不同，具体用药注意事项见表3-6-3。

表3-6-3　高铁血红蛋白形成剂用药注意事项

药　名	注意事项
抗氰急救注射液	用药15分钟后症状明显减轻，副作用仅有头晕、发热、肌内注射部位疼痛
亚硝酸钠	治疗剂量即可导致患者出现卧位血压降低，心率增快，头痛，直立性试验几乎无法进行，甚至低血容量性休克
亚甲蓝	应用亚甲蓝后注意观察尿液的颜色和量的变化，若尿色变淡需及时报告医生以决定是否重复使用

（四）病情观察

1. 观察及维护心肺功能　密切观察有无呼吸困难、气短、发绀、肺部啰音，防止肺水肿。观察心率、心律、心音、出入量的变化，加强心电监护，防止发生心力衰竭。每4小时进行血气分析监护，维持患者PaO_2在90~100mmHg、$PaCO_2$在25~30mmHg。

2. 观察精神和意识状态 注意有无剧烈头痛、呕吐、烦躁不安等颅内压增高的表现，防止脑水肿；嘱患者保持安静、平卧、头偏向一侧，床头抬高15°~30°，以利颅内静脉回流，减轻脑水肿。

3. 观察生命体征 常规监测体温、脉搏、呼吸、血压、血氧饱和度，每0.5~1.0小时观察患者的意识、瞳孔及生命体征变化。

（五）预防院内感染护理

参见第二篇第三节。

（六）眼护理

出现眼刺激症状时，可用生理盐水冲洗，然后交替使用抗生素眼药水和可的松眼药水滴眼，或用温水或2%碳酸氢钠溶液反复清洗眼、鼻腔，为防止眼、鼻黏膜损伤，清洗后涂红霉素眼膏。

（七）高热护理

参见第二篇第三节。

（八）排痰护理

参见第二篇第三节。

（九）防治肺水肿

参见第三篇第四节。

（十）重症护理

参见第二篇第三节。

（十一）心理护理

1. 倾听　中毒患者缺乏思想准备，担心治疗不彻底，遗留后遗症，产生焦虑、紧张心理，情绪低落，可以通过耐心倾听患者的心声，针对患者的情绪反应，生活上多关心照顾。

2. 解释　向患者反复解释氯化氰中毒通过积极治疗是能够治愈的，高浓度氢氰酸对嗅神经有麻痹作用，向患者解释中毒的表现；正常情况下，人体对氰化物有一定的解毒能力，如中毒浓度不大，只要及时脱离染毒环境，可以使中毒症状逐步缓解。

3. 指导　指导患者使用减轻内心焦虑的方法，每天睡前全身放松，以调节身心功能。

4. 鼓励　鼓励患者树立战胜疾病的信心，以最佳的心理状态，愉快地配合治疗和护理。

5. 分开安置轻症和重症的患者　不要让轻症患者与重症患者在一起，这会给轻症患者造成心理负担。

（十二）尸体料理

参见第二篇第三节。

第七节　化学突发事件救治过程中应急预案

化学事件救治过程中，患者完成洗消净化工作后方可转运至院内治疗，损伤严重者在病情稳定后也需立即进行洗消工作，从而最大化降低对院区的污染。所以在化学突发事件应急救援过程中，院前急救是可能出现职业暴露的重要环节，如PPE防护装备在现场发生破损后皮肤损伤，急救人员现场突发意识不清需要移除防护装备进行救治等情况。当急救人员在化学突发事件现场发生职业暴露时，与处置核辐射突发事件流程一致，应遵循距离防护、时间防护、屏蔽防护3个原则及后续处置流程见图3-7-1。

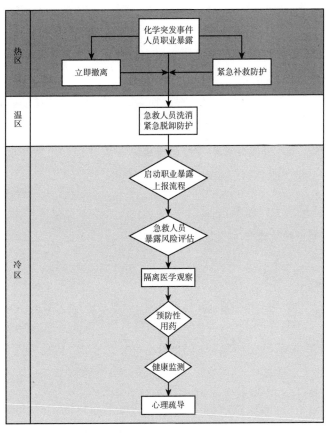

图3-7-1　化学突发事件职业暴露处置流程

1．急救人员应当立即撤离污染区，与污染区保持安全距离。

2．减少在该区域滞留时间。

3．现场对破损的防护装备进行补救防护，如紧急加戴一层防护口罩或手套、在破损防护服外加穿新的防护服或隔离衣等。

4．立即进入洗消区，脱卸污染的防护装备，完成人员洗消，对职业暴露部位进行重点洗消。如口腔、鼻腔、暴露部位皮肤等。

5．返回冷区（生活区）后，启动职业暴露信息上报流程，组织院感专家评估化学毒剂的暴露风险，如化学毒剂种类，进入人体途径，人体沾染化学毒剂剂量、浓度等。

6．根据风险评估结果，决定是否需要隔离医学观察、预防用药、健康监测及心理疏导等。

7．定期健康监测化学毒剂暴露人员病情变化、体内化学毒剂水平及相关生物毒理学测定等。

第八节　化学突发事件后的生活区域工作流程

化学突发事件应急救援人员生活区域工作流程。

（一）上下班流程

1．内穿刷手服或自备衣服，外穿固定外出服和工作鞋。建议上班的衣服尽量固定，单独放置。

2．做好手卫生。

3．按要求路线和出行方式上下班。

（二）用餐流程

1．去餐厅就餐，不穿往返工作场所的外出服。

2．用餐前洗手。

3．饮食注意事项：多饮水，多吃绿色蔬菜、水果，补充维生素，增强抵抗力，保持良好的身体状态。

（三）日常生活及防护

1．保证充足睡眠，注意保暖，预防感冒。

2．未经允许，不得私自离开驻地。

3．做好个人健康自我监测，若有不适及时报告。

4．选择适合的室内锻炼方式。

5．保持良好的情绪状态，业余时间加强学习。

第九节　化学突发事件后护理人员健康管理与监测

一、应急任务期间

1．关注一线救援人员的健康，建立职业健康监护安全档案。

2．建立经验分享平台，交流防护心得。

3. 对救援人员定期开展讲座，进行人文关怀。

4. 身体健康状态出现问题的救援人员应及时调离应急救助岗位。

5. 定期进行防护知识和技能考核。

6. 暴露者按照流程进行洗消与救治。

二、应急任务完成后

1. 对参加完应急救援的护理人员进行全面的生理健康体检。

2. 定期开展心理咨询并监测救援人员的心理健康。

参考文献

[1] 黄清臻, 王莉莉, 郭雪琪, 等. 化学毒物洗消剂与洗消技术的应用[J]. 中华灾害救援医学, 2021, 9(7):1118–1122.

[2] 赵建, 丁日高. 芥子气－路易氏剂混合毒剂中毒特点及救治措施[J]. 军事医学, 2016, 40(4):272–275.

[3] 但国蓉, 赵远鹏, 赵吉清, 等. 氰化物中毒救治药物的研究进展[J]. 中华卫生应急电子杂志, 2015, 1(6):60–64.

[4] 徐虹, 宋寅生, 曹文婷, 张春玲. 氰化物中毒应急检测方法的研究[J]. 中国卫生检验杂志, 2015, 25(11):1705–1707.

[5] 张波, 桂莉. 急危重症护理学[M]. 4版. 北京：人民卫生出版社, 2017.

[6] 叶婷, 张雪平. 肉毒毒素作用机制的研究进展[J]. 微生物学免疫学进展, 2017, 45(02):89–96.

[7] 王江, 徐华, 谢剑炜. 肉毒毒素检测方法研究进展[J]. 生物技术通讯, 2018, 29(04):576–581.

[8] 靳令经, 潘丽珍, 王琳, 等. 肉毒毒素中毒的诊断和治疗[J]. 神经病学与神经康复学杂志, 2016, 12(04):173–180.

[9] 沈盛县, 洪旭东, 张旭东. 肉毒毒素中毒的预防与治疗研究进展[J]. 人民军医, 2021, 64(06):569–572.

[10] 高洁, 马敏敏. 肉毒中毒的识别及救治[J]. 内科理论与实践, 2018, 13(05):308–311.

[11] 徐卸谷. 反恐处突核化生医学救援方法 [M]. 北京：军事医学科学出版社，2015.

[12] 孙建中，金大鹏. 北京奥运会、残奥会核生化反恐医学培训教材 [M]. 北京：军事医学科学出版社，2008.

[13] 吴欣娟，孙红. 实用新型冠状病毒肺炎护理手册 [M]. 北京：人民卫生出版社，2020.

[14] 绳宇. 护理学基础 [M]. 北京：中国协和医科大学出版社，2014.

[15] 刘长安，陈尔东，刘英. 核辐射突发事件的伤员分类 [J]. 中国急救复苏与灾害医学杂志，2006, 9(1):81-87.

[16] 秦斌，李抗，侯长松. 核设施场内应急准备与响应 [J]. 中国医学装备，2014, 11(1):2-4.

[17] 陈海花. 应急护理学 [M]. 北京：人民卫生出版社，2011.

[18] [美]格雷戈里. 费奥顿. 灾害救援医学 [M]. 2014.

[19] 刘江，刘红梅. 院外新冠肺炎与急危重患者防控救治方案的探讨 [J]. 中国急救复苏与灾害医学杂志，2020, 15(3):268-273.

[20] 孟冲，王佃国，商德亚，等. 国家突发中毒事件卫生应急移动处置中心建设经验探讨 [J]. 中华灾害救援医学，2021, 9(4):954-958.

[21] 陈家曾，俞如旺. 生物武器及其发展态势 [J]. 生物学教学，2020, 45(6):5-7.

[22] Hendry-hofer TB, Ng PC, Witeof AE, et al. A Review on Ingested Cyanide: Risks, Clinical Presentation, Diagnostics, and Treatment Challenges[J]. Journal of Medical Toxicology, 2019, 15(2):128-133.

[23] Pohanka M. Botulinum Toxin as a Biological Warfare Agent: Poisoning, Diagnosis and Countermeasures[J]. Mini Reviews in Medicinal Chemistry, 2020, 20(10):865–874.

[24] Stabin MG. Health Concerns Related to Radiation Exposure of the Female Nuclear Medicine Patient[J]. Environmental Health Perspectives, 1997 Dec;105 Suppl 6(Suppl 6):1403–9. doi:10.1289/ehp.97105s61403.

[25] Stabin MG, Stubbs JB, Ibohey RE. Radiation Dose Estimates for Radiopharmaceuticals[M]. Oak Ridge Institute for Science and Education, NUREGICR–6345.

[26] Radiation Internal Dose Information Center. Radiation Dose Estimates to Adults and Children from Various Radiopharmaceuticals[R]. Oak Ridge Institute for Science and Education P.O. Box 117 Mail Stop 51 Oak Ridge, TN 37831, 1996.

[27] Stephen L, Sugarman MS, Chcm CHP, et al. Early Internal and External Dose Magnitude Estimation[R]. The Radiation Emergency Assistance Center/Training Site, 2014. http://orise.orau.gov/reacts .

[28] Best Practices for Protecting EMS Responders during Treatment and Transport of Victims of Hazardous Substance Releases[M]. Occupational Safety and Health Administration U.S.Department of Labor OSHA 3370–11, 2009.

[29] Fliedner TM, Friesecke I, Beyrer K. Medical Management of Radiation Accidents: Management of the Acute Radiation Syndrome[M]. 0–905749–46–4. The British Institute of

Radiology, 2001.

[30] International Atomic Energy Agency. Health Effects and Medical Surveillance, Practical Radiation Technical Manual[M]. IAEA–PRTM–5(Rev.1), IAEA, Vienna(2004).

[31] Management of Persons Contaminated with Radionuclides: Handbook(NCRP Report No.161, Vol.I)[M]. National Council on Radiation Protection and Measurements, Bethesda, MD, 2008.

[32] The Medical Aspects of Radiation Incidents, 4th Edition [M]. PO Box 117, MS–39. OaK Ridge, TN 37831 Office:(865) 576–3131. 24–hr. Number:(865) 576–1005.

[33] Doina Piciu, Ion Chiricuță. Nuclear Endocrinology[M]. Springer Heidelberg Dordrecht London New York. Library of Congress Control Number:201293151.

[34] NYC Hospital Radiation Response Working Group, NYC Department of Health and Mental Hygiene, Healthcare Emergency Preparedness Program. NYC Hospital Guidance for Responding to a Contaminating Radiation Incident[M]. Healthcare Emergency Preparedness Program c/o NYC Department of Health and Mental Hygiene 125 Worth Street, RM 222, Box 22A New York, NY 10013, April 2009.

[35] Radition Emergency Assistance Center/Training Site.Quick Reference Information – Radiation[R]. Oak Ridge Institute for Science and Education (ORISE), 2021. http://orise.orau. gov/reacts.

[36] Radition Emergency Assistance Center/Training Site.

Removing Protective Clothing(Doffing)[R]. Oak Ridge Institute for Science and Education (ORISE). http://orise. orau.gov/reacts.

[37] Radition Emergency Assistance Center/Training Site. Putting on Protective Clothing(Donning)[R]. Oak Ridge Institute for Science and Education (ORISE). http://orise.orau.gov/reacts.

[38] Lakhwani OP, Vipin Dalal, Mohit Jindal, et al. Radiation Protection and Standardization[J]. Journal of Clinical Orthopaedics and Trauma, 2019, 10(4):738–743.

[39] Akira Ohtsuru, Koichi Tanigawa, Atsushi Kumagai, et al. Nuclear Disasters and Health:Lessons Learned, Challenges and Proposals[J]. The Lancet, 2015, 386:489–497.

[40] Veenema TG, Thornton CP. Guidance in Managing Patients Following Radiation Events[J]. Journal of Advanced Emergency Nursing, 2015, 37(3):197–208.

[41] Hick JL, Weinstock DM, Coleman CN, et al. Health Care System Planning for and Response to a Nuclear Detonation[J]. Disaster Medicine and Public Health Preparedness, 2011; 5 Suppl 1:S73–S88.

[42] Sullivan AH. A Guide to Radiation and Radioactivity Levels Near High Energy Particle Accelerators[J]. Applied Radiation and Isotopes, 1993, 44(7):1077.

[43] Shoukat Khan, Syed AT, Reyaz Ahmad, et al. Radioactive Waste Management in a Hospital [J]. International Journal of Health Sciences, 2010, 4(1):39–46.